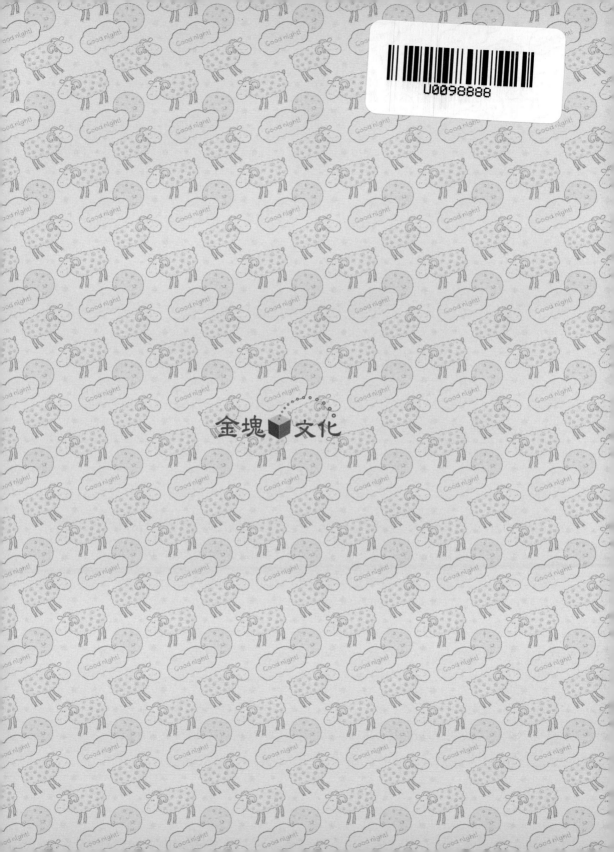

金塊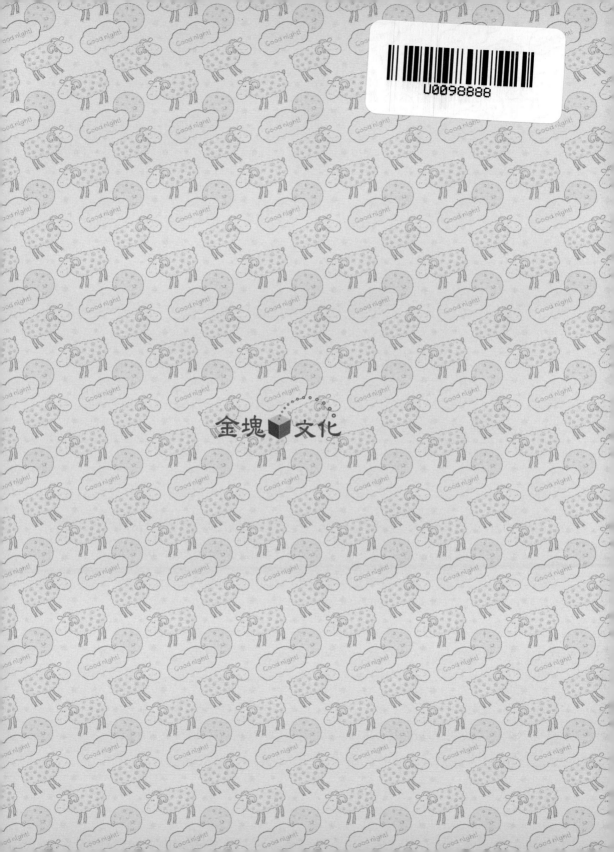文化

睡眠好，勝過藥

精神科專家

沙維偉醫生

◎著

人類在漫長的進化過程中，逐漸形成了「日出而作，日落而息；入夜則寐，入晝則寤」的生理規律──睡眠規律。這種規律，是人類與自然規律相協調，並賴以生存和保證自身健康的基本生理規律之一。

　　自古以來，人們對健康的睡眠就推崇備至，古代養生學家就提出「不覓仙方覓睡方」，而現代英國大劇作家莎士比亞稱「睡眠是生命筵席上的最佳滋補品」。

　　近年來，隨著社會的進步，現代化進程、經濟發展速度的加快，各種競爭日益激烈，與此相伴的是人類的心理衛生已逐步成為關注的熱點，在眾多心理諮詢的求助者中，深受睡眠問題困擾者幾乎占心理諮詢總人數的三成，我國目前有30%～42%的人存在睡眠問題，其中相當多與精神因素有關。這些睡眠問題如果得不到及時合理的調適，一方面不能使人的機體得到有效的修復和調整，另一方面也會引發一系列的心理問題。

　　國際精神衛生組織主辦的全球睡眠和健康計畫於2001年發起了一項全球性的活動──將每年的3月21日定為「世界睡眠日」，旨在通過這樣的主題活動喚起全民對睡眠重要性的認識，及對睡眠疾病的重視。

　　2010年世界睡眠日的主題是「良好睡眠，健康人生」。良好的睡眠有助於身心健康，有關研究表明，睡眠障礙會影響人的學習、記憶、情感等，導致心理疾病的增加，而很多心理和精神疾病患者均存在嚴重的睡眠障礙。睡眠障礙也與軀體疾病密切相關，長期睡眠障礙是導致慢性疲勞綜合症、高血壓、冠心病、糖

尿病、腦血管病的重要原因之一。積極宣傳健康睡眠理念，提高民眾身心健康水準，是我們心理醫生責無旁貸的責任。

本書介紹了睡眠與夢的奧秘，從各個不同的角度闡述了飲食、環境、藥物與睡眠健康的關係，並給出了調適健康睡眠的建議。如果您在翻閱本書的過程中能正確判斷自己的睡眠狀況，糾正或去除導致失眠的誘因，早日走出睡眠問題所帶來的痛苦和無助，擁有一個健康的睡眠，我們將會感到莫大的欣慰。

目錄

CONTENTS

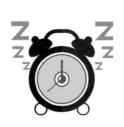

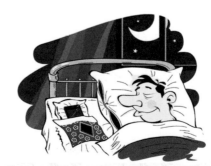

目錄

CONTENTS

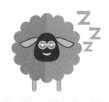

目錄

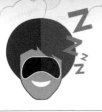

第八篇　健康睡眠的調適 141

第九篇　健康的睡眠評估 156

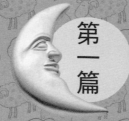

第一篇

睡眠的奧秘

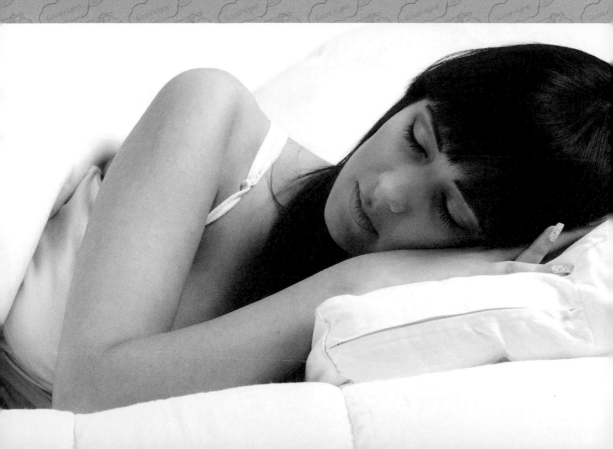

1.睡眠的過程

　　睡眠長期以來被認為只是一段不清醒的時間，有人戲稱為「停機時間」。現代的研究已經發現，睡眠具有明顯的循環階段模式。在利用睡眠腦電圖和多導睡眠圖對人的睡眠研究中證實，睡眠分為兩種基本類型：非快速眼動睡眠（NREM）和快速眼動睡眠（REM）。一個完整的睡眠週期正是由這兩種睡眠相互交替出現而構成的，而正常成人每晚兩種睡眠狀態要交替4～6次。

　　通常情況下，睡眠從非快速眼動睡眠開始。非快速眼動睡眠分四個階段。

　　在第一階段，你的睡眠較淺，容易被雜訊或其他干擾喚醒。在這個階段，你的眼睛慢慢地移動，肌肉慢慢地鬆弛。

　　當你的眼球運動停止，你就進入了第二階段。你的腦電波顯示了在慢波背景下有時出現快波的獨特模式。

　　當進入到第三階段，你的腦電波變得更慢，偶爾還被小幅的快波打斷。

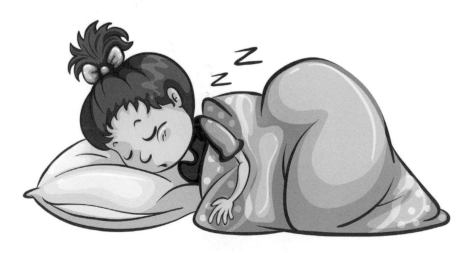

進入第四階段時，大腦產生的幾乎完全是慢波。

第三和第四階段被認為是深度睡眠，在此期間，我們很難被喚醒。孩子的尿床或夢遊往往出現在第三或第四階段。深度睡眠被認為是「恢復性」的睡眠，體力可以得到充分的恢復，使白天精力充沛。

人通常在入睡後約一個小時到一個半小時進入快速眼動睡眠。在快速眼動睡眠中，人的眼球在各個方向快速移動，即使眼皮依然關閉。呼吸也變得淺而快速、不規則，人的心率和血壓增加。夢通常發生在快速眼動睡眠中。研究表明，快速眼動睡眠可以刺激有關的大腦區域，選擇性地儲存了重要的新資料，有助於學習和記憶。在此之後，人不斷重複自己的睡眠階段，如此循環4～6次，直至清醒。總體而言，幾乎有80%的睡眠時間是非快速眼動睡眠，而快速眼動睡眠佔據的時間不到20%。

溫馨提示

　　睡眠過程是有規律的、週期性的。一般來說，正常人從清醒狀態經過非快速眼動睡眠階段才能進入快速眼動睡眠。發生於快速眼動睡眠中的夢是一種正常的生理現象，做夢不代表沒有睡好。夜間偶然醒來且能夠很快重新入睡不是失眠，因此不必過分擔心。

2.睡眠與生理時鐘

每個人都有自己的生活規律，我們每天都處在「工作－娛樂－睡眠」當中，周而復始。人們為了參與更多的活動而推遲睡覺。在1910

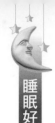
年，大多數人每晚睡8小時，但最近的調查顯示，現在成年人每晚平均睡不到7小時。

　　一天中，當你覺得睏了想睡覺，那是因為你的內部「生理時鐘」和環境因素的作用。最重要的環境因素是光明與黑暗。當夜幕降臨，你的大腦中能通過眼睛回應接收到光信號的細胞，觸發了褪黑激素的生成。這種激素在夜間繼續增加使你感到睡意，因此你會感覺到從午夜至早晨7點左右都處在昏昏欲睡之中。

　　生理時鐘是生物體內無形的「時鐘」，實際上是生物體生命活動的內在節律性，它是由生物體內的時間結構序所決定的。科學家研究證實，每個人從他誕生之日直至生命終結，體內都存在著多種自然節律，如體力、智力、情緒、血壓、經期等，人們將這些自然節律稱為生物節律。

　　生理時鐘會要求人們按照作息時間生活。規律的生活好像長跑運動員需要的節奏感，按照節奏的長跑是省力的，如果節奏亂了，運動員很難取得好成績，而且會感覺很累。按照生理時鐘的要求有規律的生活，會提高生活的品質和工作效率。生理時鐘使人們在白天的大部分時間清醒，而在凌晨時最想睡。但我們每個人因為成長的環境、學習工作的要求不同，會形成自己個性化的生理時鐘。比如有的學生長期夜讀，形成了晚睡晚起的「夜貓」型生理時鐘，以至到成年後一直保持。

　　然而，有些人必須在夜間工作。據統計，有1/4的工人需要在夜晚工作，這些工人中超過2/3的人存在嗜睡和（或）睡眠困難問題。因為在白天他們的工作時程要求他們睡覺，他們的生理時鐘因此顛倒。夜班工人的疲勞可能是危險的，例如有些夜班工人下班開車回家可能面臨更大的車禍風險。一項美國研究發現，1/5的夜班工人因為嗜睡曾發

生車禍。夜班工人也更容易有健康問題，如心臟病、消化障礙、不孕以及情緒問題。所有這些問題可能與工人的慢性嗜睡有關。

生理時鐘與我們先天對光感刺激的適應有關，也與後天長期生活習慣養成有密切關係。所以我們可根據自己的學習工作需要或家庭生活要求來調整自己的生理時鐘。研究發現，一個剛從事夜班工作的職員在開始的階段是非常難熬的，但是一個經常上夜班的職員便輕鬆許多，因為後者已經形成了新的生理時鐘。所以，每個人都可能存在獨特的生理時鐘。去尋找屬於自己的生理時鐘，充足睡眠，避免長期疲勞工作，做到規律地生活，對我們的健康是十分有益的。

3.睡多少才夠

睡眠需求似乎是因人而異的，有些人只需要7個小時，有些人則需要9小時以上。生命週期也會改變睡眠的需求。一般說來，新生兒一天需要睡眠16～18小時，學齡前的兒童需要睡眠10～12小時，學齡期兒童和青少年需要睡眠至少9小時，成年人可能只需要睡眠8小時。另外同樣年齡的人處於不同時期，由於生理狀態的變化，所需的睡眠時間也會有所增減，如女性的月經期睡眠時間可能會多一些，而孕婦則常常需要每日超過10個小時的睡眠。重體力勞動或運動後睡眠時間一般會延長，而過度的腦力勞動卻常常使人睡眠減少。

睡眠品質不只取決於總睡眠時間，還和不同睡眠階段的時間有關。隨著人們年齡的增長，深睡眠階段的時間也在變化。兒童比成人在深睡眠階段要花更多的時間。這就解釋了為什麼孩子們會經常說夢話，為什麼他們在搬動中可能沒有醒來。在青春期，深度睡眠的時間量出現大幅下降，由非快速眼動睡眠第二階段睡眠取代。許多老年人

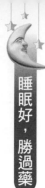
抱怨入睡困難，早醒，在夜間頻繁和長時間的清醒以及白天嗜睡。

　　討論老年人的睡眠問題是困難的。年長的人更可能有許多疾病，從而干擾睡眠。此外，老年人更容易讓他們的睡眠被夜間排尿所中斷，也可能是由於治療疾病的藥物所干擾。事實上，一項研究發現，老年人對睡眠時間的需要並沒有減少，而且健康的老年人由於睡眠問題而引起的患病率非常低。老年人的睡眠差與白天過度嗜睡、注意力和記憶力的問題、情緒低落和過度使用安眠藥有關。

　　很多人試圖通過週末睡覺來彌補一星期內損失的睡眠。但是，如果你已經失去了太多的睡眠，在週末睡覺並不能完全償還你的睡眠債。白天小睡是另一些人使用的策略，以彌補失去的夜間睡眠。一些證據表明，短午睡（少於1個小時）可以部分彌補前一天晚上失去的睡眠。但如果午睡持續時間超過1小時，有可能讓晚上入睡更加困難。

　　人在不同年齡階段或處於不同狀態時睡眠時間發生變化，這是符合睡眠的自然規律以及機體適應環境的正常需求。在生活中去尋找、培養自己的作息規律，才會有更好的生活品質。

4.健康睡眠的標準

　　眾所周知睡眠是人最重要的生理需求，人一生中有1/3的時間是在睡眠中度過。良好的睡眠品質是消除疲勞、恢復體力的重要保證，對人體的健康極為關鍵。睡眠時間的多少及睡眠品質的好壞，對人體的健康會有一定的威脅，那麼人們一定會問，健康睡眠的標準究竟是怎樣的呢？

　　過去傳統的看法認為，每個人每天應睡8個小時，如果超過或不足8小時，就是睡眠過多或過少。然而8小時只是一個大概的尺度，不同

的人需要的睡眠時間差異極大。一個人如果長期以來每天只睡6小時左右，而第二天仍舊精力充沛，毫無不適感，那麼這些時間對他來說就已足夠。睡眠時間的長短就像一個人的食量，並無統一的標準。

評價睡眠品質好壞的標準，不應簡單地以睡眠時間長短來衡量，而應以是否消除了疲勞、恢復精力來評判。只要第二天感覺精力充沛，沒有覺得不舒服，就表明睡眠品質高，是健康的睡眠。上床半小時內就能入睡，整夜不醒或醒一次，而不是間斷醒來或早醒；一夜無夢、少夢，而不是多夢或噩夢；睡眠深沉，而不是似睡非睡，或易受環境干擾、驚醒，這就是高品質的睡眠。

每個人每天所需的睡眠時間差異很大，這與人的性格、健康狀況、工作環境、勞動強度等許多因素有關，與每個人的睡眠習慣也有一定關係。現實生活中，有一些人的睡眠時間遠遠少於一般人，但他們同樣工作、生活得很好。所以，睡眠的好壞要看整個睡眠中深睡時間的長短。另外按照多數人的生理時鐘來說，成人最佳睡眠時間應是晚上10時至清晨6時，老年人稍提前為晚9時至清晨5時，兒童為晚8時至清晨6時。

睡眠的標準因人而異，切忌盲目攀比睡眠的好壞。即使同一個人在不同年齡、不同情況時睡眠，也是會發生改變的。

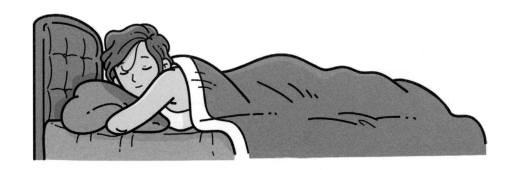

5.科學睡眠的要素

睡眠如此重要，那麼怎樣才能做到科學睡眠，提高睡眠品質呢？應注意做到以下六點：

1.床的擺放位置應為南北向，睡覺要頭朝北腳朝南：人體隨時隨地都受到地球磁場的影響，睡眠過程中大腦同樣受到磁場的干擾。人睡覺時採取頭北腳南的姿勢，使磁力線平穩地穿過人體，最大限度地減少地球磁場的干擾。

2.舒適的睡眠用具：床的硬度宜適中，過硬的床會使人因受刺激而難以安睡，睡後周身酸痛。枕高一般以睡者的一肩（約10cm）為宜，過低易造成頸椎骨質增生。在夏季，枕頭要經常翻曬，避免讓病菌進入口鼻，導致呼吸系統疾病。

3.合理的睡眠姿勢：由於全身最重要的器官——心臟在左邊，人最好是向右側睡，以避免心臟被壓迫。如果有軀體障礙的患者應該取特殊的睡姿。有心臟疾患的人最好多右側臥，以免造成心臟受壓而增加發病機率；腦部因血壓高而疼痛者，應適當墊高枕位；呼吸系統疾病患者除墊高枕頭外，還要經常改換睡姿，以利痰涎排出；胃和肝膽系統疾病患者，以右側位睡眠為宜；四肢有疼痛處者，應儘量避免壓迫痛處而臥。總之，選擇舒適有利於病情的睡姿，有助於安睡。

4.適當的睡眠時間：睡眠時間一般應維持7～8小時，但不強求，應視個體差異而定。體弱多病者應適當增加睡眠時間；入睡快而睡眠深，一般無夢或少夢者，睡上6小時即可完全恢復精力；入睡慢而淺睡，常多夢、噩夢者，僅僅延長睡眠時間是不行的，應通過各種治療，以獲得有效睡眠。

5.符合個性的生理時鐘：由於每個人有不同的生理節奏，在睡眠早

晚的安排上要因人而異。事實上不同生理節奏使睡眠出現兩種情況，即晚上精力充沛的「夜貓子」和白天精力充沛的「百靈鳥」。每個人都應該找到自己的生理時鐘，提高睡眠休息的效率。反之，則對健康不利。

6.安全、寧靜的睡眠環境： 睡眠的好壞與睡眠環境關係密切。在入睡時，我們很容易被外界的雜訊所干擾，所以選擇安靜的睡眠環境是很重要的。最適宜的空溫在15～24℃之間。長期睡眠不好者，最好避免在發射高頻電離電磁輻射源附近居住。

6.睡眠是健康的基石

當今社會經濟迅猛發展，競爭激烈，節奏加快，讓你拼命為地位、金錢、名譽等付出，甚至不惜縮短睡眠時間。但是過分壓縮睡眠時間，以自己的身體來換取所需並不是一件聰明的事，因為它在帶給你金錢、地位和成就感的同時，也消耗著你的時間，吞噬著你的生命。

為提醒世人睡眠對於健康的重要，國際精神衛生組織於2001年發起了一項全球性的活動，將每年的3月21日定為「世界睡眠日」。

部分人因為承受巨大壓力而出現各種形式的睡眠障礙，導致工作學習效率下降。事實上，辛勤工作一天後應該躺下來充分休息，好好地睡上一覺。要知道，即使你不想睡，但此時你的身體真的累了。當然，一定有人會說：「睡眠不能對我的事業有任何幫助，就是在浪費時間，它有何作用呢？」這句話顯然是不對的，從大量的科學研究證明，睡眠對人體有重要的、不可替代的作用。總結起來，睡眠的作用主要有以下幾個方面：

1.對機體的作用： 睡眠中由於機體活動減少，使基礎代謝率降低，

從而使體力得以恢復，消除疲勞感。同時，睡眠還可以使各組織器官自我康復加快，增強免疫功能，有利於疾病的康復。此外，在睡眠過程中皮膚毛細血管循環增多，其分泌和清除過程加強，加快了皮膚的再生，所以睡眠有益於皮膚美容。

2.對腦功能的作用：我們的大腦就像一部大型的、可高效運轉的機器，但是再高端的機器，也需要保養和維護。由於大腦在睡眠狀態下耗氧量大大減少，有利於腦細胞能量貯存。因此，睡眠有利於保護大腦，提高腦功能。短時間睡眠不佳，人就會出現注意力渙散，而長時間則會造成認知功能全面下降。

3.延緩衰老，促進長壽：若把人的生命比作一個大水庫，睡眠好似閘門，破壞了閘門會讓水庫的水快速流完，也就是讓生命透支。有規律的睡眠既可使水庫的水及時得到補充，也可以細水長流，因此能延緩衰老，保證生命的長久。

4.促進兒童生長發育：有句話說，孩子是在睡眠中長大的。睡眠與兒童生長發育密切相關，嬰幼兒在出生後相當長的時間內，大腦繼續發育，這個過程離不開睡眠；且兒童的生長在睡眠狀態下速度增快，所以應讓兒童有充足的睡眠，有利其生長發育。

可以說睡眠是一切生理活動所需能量恢復和重新積累的過程，良好的睡眠品質是人消除疲勞、恢復體力的重要保證，對人體的健康極為關鍵。

7.睡眠不足有損身心健康

隨著人們生活節奏普遍加快，社會競爭日益加劇，各種內外壓力或軀體因素導致的睡眠不足已成為現代人的普遍困擾。每當忙碌一天

後夜晚降臨，許多人卻為不同程度的失眠所困擾。他們有的在床上輾轉難眠，有的半夜被夢魘驚醒，有的醒來時依然是繁星滿天。他們在漫漫長夜裡痛苦煎熬，次日則頭昏乏力，工作效率低下，心情惡劣，煩躁焦慮。

通過長期的觀察研究顯示，睡眠不足對健康的危害甚大，切莫等閒視之。根據目前研究，睡眠不足的危害主要有以下幾個方面：

1.影響大腦的功能：人的大腦要思維清晰、反應靈敏，必須要有充足的睡眠，如果短期的睡眠不足會導致注意力渙散，就會影響大腦的創造性思維和處理事物的能力。長期睡眠不足，大腦得不到充分的休息，則會出現記憶力、空間定向、言語能力等一系列腦認知功能下降，會造成社會功能和家庭功能受限。

2.影響青少年的生長發育：青少年的生長發育除了遺傳、營養、運動等因素外，還與生長素的分泌有一定關係。生長素是下丘腦分泌的一種激素，它能促進骨骼、肌肉、臟器的發育。由於生長素的分泌與睡眠密切相關，即人在熟睡後有一個大的分泌高峰，隨後又有幾個小的分泌高峰，而在非睡眠狀態，生長素分泌減少。所以，青少年要發育好，長得高，睡眠必須充足。

3.導致疾病發生：經常睡眠不足，會使人心情憂慮焦急，免疫力降低，由此會導致種種疾病發生，如神經衰弱、感冒、胃腸疾病等。睡眠不足還會引起血中膽固醇含量增高，使得發生心臟病的機會增加。人體的細胞分裂多在睡眠中進行，睡眠不足或睡眠紊亂，會影響細胞的正常分裂，由此有可能產生癌細胞的突變而導致癌症發生。睡眠不足還會引起皮膚毛細血管淤滯，循環受阻，使得皮膚的細胞得不到充足的營養，因而影響皮膚的新陳代謝，加速皮膚老化，使皮膚顏色顯得晦暗而蒼白。尤其眼圈發黑，且易生皺紋。

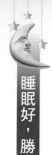

不睡覺的實驗

不睡覺的狀態一般人到底能堅持幾天？有一個叫彼得‧特里普的美國人參加了一項200小時不睡覺的實驗。

前三天一切正常。

第四天，出現了精神崩潰狀態，表現得對一些並不好笑的事情也捧腹大笑，不能自制。一些不值得悲哀的消息，聽了之後竟莫名其妙地號啕大哭；本來自己沒有戴帽子，卻不斷地埋怨自己頭上的帽子壓得太重。

第五天，受試者歇斯底里地大喊大叫，一會兒說別人的上衣像正在爬行的蠕蟲，一會兒又說自己從著了火的屋裡跑出來。

200小時後，他受到類似精神病一樣的折磨，幾乎瘋了。

而當他被架到床上，他睡了9小時11分鐘後便一切正常了。

從這個實驗可以看出，人不睡覺是不行的。睡眠作為生命所必需的過程，是機體復原、整合和鞏固記憶的重要環節，每個人都離不開睡眠。

8.睡眠充足，有益工作

一些人因為少睡且不睏，便認為沒有必要浪費過多的時間在睡眠上，並將其作為他們精力充沛的依據。但根據德國《經濟週刊》報導，缺乏睡眠會擾亂人體的激素分泌，若長期每天睡眠不足4小時，人的抵抗力會下降，還會加速衰老，增加體重。

法國衛生經濟管理研究中心所做的一項調查指出，缺乏睡眠者平均每年在家休病假5.8天，而睡眠充足者僅有2.4天，前者給企業造成的

損失約為後者的3倍，還會造成情緒惡化。

　　美國佛羅里達大學管理學教授蒂莫西‧賈奇2006年曾記錄睡眠不足是如何令人們厭惡工作的。結果顯示，人們對上司的厭惡感隨睡眠時間的減少而增加，睡眠缺乏還可能導致他們厭惡工作。還有不少研究表明，因睡眠缺乏而感到沮喪的人嚴重破壞了工作氣氛，他們會降低身邊同事的工作熱情，影響企業的經營業績。

　　美國哈佛大學醫學院的查理斯‧蔡斯勒教授呼籲企業為提高工作效率實施有助於保障員工睡眠充足的制度。首先，睏倦如同醉酒。專家認為，因過度疲勞而犯錯誤的機率和酗酒後犯錯的機率一樣高。對企業管理人員來說，睡眠缺乏大大提高了錯誤決策的風險。其次，睡眠使人聰明。許多人認為貪睡的人比較笨，但最新研究所證明的恰恰相反：貪睡的人在深度睡眠中能加深對所學知識的長期記憶。人在夜晚入睡前的學習效率最高。再者，睡眠能助人解決難題。愛因斯坦在睡夢中構思出相對論的大部分內容，因為在環境寧靜的夜晚充足睡眠，能讓人排除情緒干擾，推動思維進程，解決一下子想不通的難題。最關鍵的是，睡眠充足的人工作效率更高。科學研究表明，人人都有自己獨特的生理時鐘。因此專家建議企業靈活安排工作時間，儘量讓員工按各自的生理時鐘工作。

　　健康的睡眠習慣隨健康的生活習慣一起養成，失眠往往由不良的生活習慣引發。很多公司經理將白天沒處理完的工作和不快情緒帶回家，心事太多自然睡不安穩。一味依賴安眠藥解決失眠問題也不可取，因為安眠藥只能助人入睡，並不能提高睡眠品質。健康的睡眠方法應該是：睡前半小時擺脫外界干擾，比如關上電視，不聽喧鬧的音樂，不與別人爭論等。此外，傍晚散步也有助於睡眠。

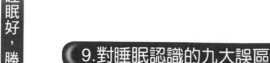

9.對睡眠認識的九大誤區

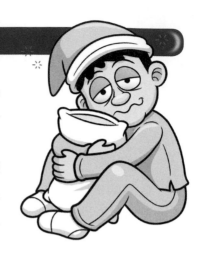

　　在心理門診幾乎天天都會碰到一些為睡眠困擾的人們，他們愁眉苦臉地抱怨各種睡眠障礙，提出很多有關睡眠的問題。許多患者都存在著對睡眠認識這樣或那樣的誤區，而這些錯誤的認知結構又會對患者帶來不合理的態度和行動。長時間陷入睡眠誤區會導致睡眠品質下降，並會嚴重影響健康。所以，我們需要幫助患者糾正錯誤的認知。那麼，到底哪些誤區會成為影響人們睡眠健康的殺手呢？

誤區一：如果能睡，則睡越久越健康。

　　有這種認知的人經常是一些生活懶散的人，他們盡可能的睡在床上，而不願意下床活動。但研究結果證明，睡八個小時以上的人並不比睡六七個小時的人更長壽。科學家還不清楚，是多睡使健康下降，還是多睡是某種疾病的症狀之一。睡得久的人往往有睡眠呼吸暫停症、抑鬱症或未控制的糖尿病，因而總覺得睡不夠。其實睡眠時間的長短跟健康睡眠關係並不大，品質比時間更重要，最重要的是養成良好的睡眠習慣。

誤區二：晚上做夢就表明沒有休息好。

　　有這種認知的人一旦做夢，就會形成主觀上疲勞的感覺。其實夢是一種普通的生理現象，每個正常人在睡眠過程中都會做夢，只要第二天精神狀態很好，就不能認為沒有休息好。

誤區三：飲酒可以助眠。

　　有這種認知的人會在睡前喝點酒，認為這樣能很快入睡。這種做

法是不可取的。睡前飲酒的確能縮短睡眠潛伏期,但也同樣縮短了快
波睡眠時間。且酒中的有害物質在體內積存會損害身體。

誤區四:睡眠能儲存和預支。

有些上班族平日由於工作繁忙所以睡得很少,一到週末卻狂睡,
片面認為週末多睡可補回平日的睡眠不足。殊不知這會使平日睡眠節
律失調,更難恢復正常睡眠。如果週末睡到中午,那麼晚上10時以前
你不會上床,所以不僅不能調整你以前的睡眠缺乏,而是使下周更難
入眠,因此週末最好也像平時一樣時間起床。

誤區五:安眠藥可以常吃。

有這種認知的人會長期服用安眠藥來助眠。安眠藥所帶來的睡眠
並不能代替真正的自然睡眠,這是因為95%以上的安眠藥會縮短深睡
眠。專家指出,迄今為止尚未找到無毒副作用的外源性安眠藥,大多
數安眠藥還存在長期服用成癮的危險,所以安眠藥要在醫生的指導下
服用。

誤區六:在床上看書有助於睡眠。

有這種認知的人會在床上從事與睡眠無關的活動(讀書、看報、
想問題、看電視等),時間一長,就會導致床與睡眠沒有關係,一上
床思維反而開始活躍,因而加重失眠。

誤區七:老年人睡得少很正常。

《美國醫學雜誌》2007年刊文指出,老年人和年輕人一樣需要充
足睡眠,這是健康長壽的一個重要因素。由於老年人睡眠功能退化及
疾病等原因,夜間較難入睡,所以才給人「睡得少」的錯覺,正確的
方法是在白天適當「補眠」。

誤區八:打盹無益。

現代人壓力越來越大,睡眠透支已成為一種都市流行病。最新一

期德國《睡眠研究》雜誌認為，累的時候打個盹，是個不錯的選擇。美國「全國睡眠基金會」的最新調查顯示，美國16%的公司在辦公區內設有「小憩區」，幫助員工在最短時間內恢復精力。

誤區九：睡不好也要躺著。

存在這種認知的人將臥床時間與睡眠時間混為一談。實際上，我們所關注的是有效的睡眠時間，而不是臥床有多長時間。如果你發現自己睡眠有效性很差時，不要強迫自己躺在床上，而是需要及時尋求專業醫生幫助來提高睡眠的有效性。

營造舒適的臥室環境，養成適合自己的睡眠習慣，改掉不良嗜好，小心踏入睡眠的誤區。記住千萬不要誇大失眠的後果，不要將臥室變成「痛苦」的代名詞，遇到麻煩時一定要尋求專業醫生幫助，切不可誤入歧途。

影響睡眠的因素

至於哪些因素會影響睡眠？說明如下：

1.許多人依靠咖啡、汽水（可樂）或茶中的咖啡因來讓他們清醒。殊不知，咖啡因的作用時間為6～8小時，傍晚飲用一杯咖啡可能會影響你晚上的睡眠。

2.尼古丁是另一種興奮劑，可以讓你清醒，尼古丁還會導致較淺的睡眠，這是因為尼古丁的戒斷作用；重度吸煙者也往往醒得早。

3.酒精雖然是一種鎮靜劑，可以更容易入睡，但是它會阻止深睡眠和REM睡眠，只允許較淺的睡眠階段。酒精的影響會隨時間逐漸減弱，喝酒的人也往往在半夜醒來。

4.某些常用處方藥和非處方藥品所含成分可讓你清醒，這些成分包括類固醇。

5.許多治療頭痛的藥品含有咖啡因。治療心臟疾病和抗血壓的藥物「β-受體阻滯劑」可能會導致入睡困難，提高在夜間醒來的次數。

6.月經週期的激素會影響婦女健康的睡眠。40多歲和50出頭的婦女比年輕女性更易失眠，可能是因為當她們接近或進入更年期時，黃體酮濃度較低。

7.睡前運動會使人難以入睡，而白天運動則有助於夜間睡眠。

8.睡前洗個熱水澡可能更容易入睡。

9.睡眠環境也能影響你的睡眠，所以應該清除任何潛在的睡眠干擾，如雜訊、明亮的燈光等。

10.身體不適的感覺也會讓人難以入睡。

11.心理壓力使人更難以入睡或保持睡眠，比如一些失戀的年輕人常常會徹夜難眠。而一些心理疾病，包括精神分裂症、焦慮症，均會產生睡眠障礙。

睡眠好像孩童一般，需要我們更多的照顧。如果想獲得滿意的睡眠品質，就需要建立正確的睡眠認知，避免不良的生活方式，養成良好的睡眠習慣，創造舒適的睡眠環境。

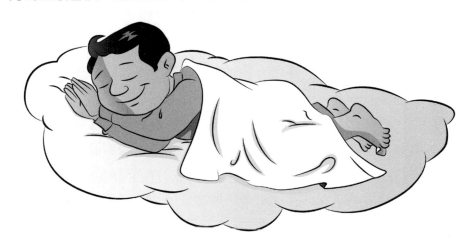

10.揭開催眠的面紗

催眠總給人以神秘、魔術般的印象，很多算命先生、巫師都在給人做催眠，因此長期以來，催眠術在人們心中一直帶著一種神秘的色彩和奇異的作用，或視為江湖術士的妖法而被排斥在科學殿堂之外，使它的聲譽受損，遭到非議。

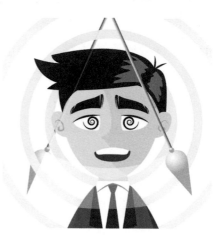

隨著社會的發展，現代科學的興起，人們努力探討催眠術的奧秘，使其不斷科學化、系統化。催眠術作為心理調整和治療技術，給人以智慧和啟迪，它作為心理學之瑰寶，受到各界人士的關注，研究越來越深入，應用越來越廣泛，在心理保健和醫學界、商業界、教育界、體育界等領域已得到廣泛應用。

其實催眠一點都不神秘，它是通過心理暗示影響，在被催眠者身上誘發的一種特殊心理生理狀態。首先從生理學角度來看，催眠是催眠師以人為誘導的方法（如放鬆、單調刺激、集中注意、想像等），使被催眠者引起一種特殊的類似睡眠又非睡眠的意識恍惚的心理狀態。醫學上認為，這種狀態是一種伴有意識範圍變窄的「意識改變狀態」，其特點是被催眠者自主判斷、自主意願行動減弱或喪失，感覺、知覺發生歪曲或喪失。其次從心理學角度來看，催眠主要是一種「心理分離」狀態，不同心理過程之間、心理過程的部分與整體之間出現分離與脫節。在催眠過程中，被催眠者遵從催眠師的暗示或指示，並做出反應。

　　催眠的深度因個體的催眠感受性、催眠師的威信與技巧等的差異而不同。不是所有的人都能被催眠。據有經驗的催眠治療師統計，人群中能進入催眠狀態的約占70%～90%，但僅有25%的人能達到深度催眠。催眠時暗示所產生的效應可延續到催眠後的覺醒活動中。催眠狀態也可由藥物誘發，分為自我催眠與他人催眠，自我催眠由自我暗示引起；他人催眠在催眠師的影響和暗示下引起。

　　催眠可以使病人喚起被壓抑和遺忘的事情，說出病情、內心衝突和緊張。從1775年奧地利醫生麥斯默（Mesmer, E.A）首次使用催眠術並運用於醫療到現在，催眠療法已有200多年的歷史。在催眠狀態下，由於人的大腦皮層高度抑制，過去的經驗被封鎖，對新刺激的鑒別判斷力大大降低，從而使當作刺激物應用的暗示具有幾乎不可克服的巨大力量。

　　催眠療法的適應症主要是神經症和某些身心疾病：如癔症性遺忘症、癔症性失音或癱瘓、恐懼症、夜尿症、慢性哮喘、痙攣性結腸、痙攣性斜頸、口吃等。

　　必須指出的是，催眠治療是一項嚴肅的醫療工作，與巫醫、巫術有嚴格的區分，切不可視為兒戲，任意濫用。中度、重度腦中風患者，中度、重度精神疾病患者，老年癡呆症患者等，這些人群都是禁止催眠的。一般只有經過專門訓練的心理醫生和精神科醫生在出於研究和治療的需要時，並在求治者自願配合的情況下，方可使用。催眠療法除具有療效快、療程短的優點外，也有其缺點：一是並非任何求治者都能成功地接受催眠治療；二是療效往往不甚鞏固。

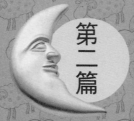

第二篇

夢的奧秘

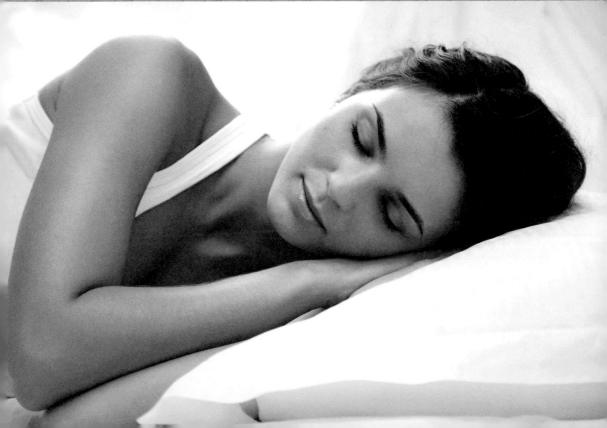

1.夢從哪裡來

　　中國古代有許多關於夢的傳說，然而人類對夢境真正的研究應該是從20世紀初開始的。1900年德國精神病學家佛洛伊德發表了著名的《夢的解析》一書，佛洛伊德認為夢是無意識的過程，是被壓抑的欲望與衝突的外在表現形式。俄國生理學家巴甫洛夫認為睡眠是大腦皮層的一種彌散性抑制過程，而夢則是在這種抑制狀況下，由體內外各種刺激的影響而出現的興奮活動。

　　不管是美夢連連還是噩夢頻頻，夢始終和睡眠緊密地聯繫在一起，可以說沒有睡眠就談不上做夢。現代生理學的研究發現，我們睡眠時與周圍環境基本停止了接觸，但是大腦皮層中腦細胞的活動沒有完全停止。睡眠腦電圖的研究表明，睡眠可以分為快速眼動睡眠期（REM）和非快速眼動睡眠期（NREM），並且這兩個時期總是交替著出現。睡眠開始時首先進入非快速眼動睡眠，1小時左右轉入快速眼動睡眠，約半小時又轉入非快速眼動睡眠。整個睡眠過程中，兩種睡眠週期一般要相互轉化約4～6次，而我們的夢多數出現在快速眼動睡眠階段。由於這種基本規律的存在，人們在快速眼動睡眠中醒來時感覺夢多，而在非快速眼動睡眠中醒來時感覺夢少。

　　現代醫學則認為，人在睡覺時各種刺激作用於大腦皮層的特定部位，包括大腦中仍處於興奮的腦細胞，就會產生夢。各種心理、生理和環境的刺激，都會影響到夢的形成，甚至直接包含在夢境裡。在快速眼動睡眠期，大多數的腦細胞受到抑制，而有少部分腦細胞仍處於興奮之中，但這些腦細胞群之間的聯繫已不能正常進行了，所以夢的內容往往是變幻莫測、光怪離奇的。形象地說，夜深以後大部分的人都下班休息了，仍有少部分人堅守崗位，而這些夜間工作的人便是做

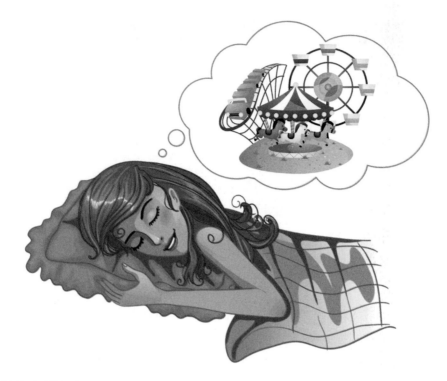

夢的大腦細胞。

　　心理學研究發現，夢基本上是人在覺醒時的思想、情緒、需要和欲望的延續，它和覺醒時所思慮的內容有關。夢的內容來源既有人腦的想像創新，又有來源於現實記憶的部分。夢的基礎是對日常生活的敏感事件的反應，所以才有「日有所思夜有所夢」之說。

　　許多人發現夢境並非只有黑白色，有些人清晰地記得自己做過色彩絢麗、五彩斑斕的夢。有研究表明，出生時就看不到物體和色彩的盲人，也會做彩色的夢，而且可以十分清晰地描繪出夢中的圖像和色彩。

　　然而世間萬物是怎樣進入我們夢境的呢？有的人可能做過這樣的夢，夢見自己被惡人追殺，跑又跑不動，嚇得心臟怦怦亂跳、出了一身冷汗，醒來後才發現原來是自己的手放在胸前，壓迫了心臟，並且

感到透不過氣來。這充分說明了外部刺激可以影響到我們的夢境。而入睡前遇到的事件對我們的夢影響最大，但夢境也不會是那些事情簡單的重複，而是經過了自己的改編，加入想像的內容，並受著我們情緒的影響。

2.揭開夢話的蓋頭來

有些人睡覺時會說夢話，醒後有的能回憶，有的不能回憶，這是怎麼回事呢？

人的大腦是由許多神經細胞組成的，而它們的分工各異，有的協調運動，有的負責言語。在我們睡覺的時候，絕大部分神經細胞休息了，而有些卻異常活躍，這就產生了夢境。那些負責言語功能的神經細胞仍處於活躍狀態，這就是產生夢話的基礎。

夢是光怪離奇的，同樣夢話也是隻言片語，大多語焉不詳。醒來後大多遺忘，而部分內容與白天的經歷有關。

說夢話不能算是一種病態，但常說夢話的人有一定的性格特質。這些人多半性格急躁、容易發怒、心火過旺、肝火過熱，常會為一點小事緊張焦慮、惴惴不安，甚至有點神經質的表現。

當然普通人也會說一些夢話，特別是那些白天過度興奮、精神過度緊張、工作壓力大的人。其實許多人都有過說夢話的經歷，對此不必過於緊張。然而睡夢中過於頻繁地說夢話，不僅會使自己白天精神萎靡不振，而且還會影響到家人的睡眠。其實要想解決自己頻繁說夢話的問題並不複雜，只需讓自己在睡前處於絕對放鬆狀態，腦子裡不要胡思亂想，睡前不要過飽過饑，也許喝一杯牛奶會對您有所幫助。或是睡前沖個熱水澡，聽聽輕鬆的音樂，放鬆心情、舒緩壓力，相信

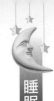
一定會提高您的睡眠品質、減少夢話，這樣您就會擁有一個甜美、恬靜的夜晚。

3.奇特的夢遊

　　夢遊是一種奇特的生理現象，是人在睡夢時部分大腦皮層細胞活動的結果。一般發生在6歲以上的兒童中，且男孩多於女孩。小孩子從睡眠中坐起來，下床在意識朦朧的情況下進行某種活動。大多能行走自如，很少碰到什麼物體，也不會做出什麼危險的動作。通常小孩子會自己回到床上，很快繼續入睡，第二天對夢遊之事不能記憶。

　　其實夢遊與夢無關，根據多導腦電圖記錄，夢遊多發生在睡眠的前1/3，而在此深睡眠期我們一般不會做夢，因此我們將夢遊稱為睡行症似乎更確切些。夢遊的原因很多，主要有以下幾個：心理社會因素、睡眠過深、遺傳因素、發育因素等。而兒童夢遊大多與神經系統發育不完全或心理刺激因素有關。生長發育成熟，即18歲以後，就很少發生夢遊了。

　　然而約有0.5%的成年人也會發生夢遊。成人的夢遊其實沒有那麼浪漫，大多是在睡眠中尚未清醒時起床行走，做一些簡單活動，是一種睡眠和清醒的混合狀態。一般來說，夢遊期間的簡單活動不會對身體造成什麼傷害，也不會做出什麼危險的事，患者會自行上床接著睡覺。一般人會認為不要隨便叫醒夢遊者，否則夢遊者會因為受驚而嚇瘋的。事實上，夢遊者是很難被叫醒的，即使被喚醒，他也不會發瘋，只是感到迷惑不解而已。

　　大多數情況下夢遊屬於功能性疾病，特別是兒童期夢遊會隨著年齡的增長而消失，推測可能與小兒中樞神經系統發育不完善有關。而

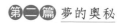

少數可由器質性病變引起，如癲癇、腦部腫瘤等，應注意早期發現、早期診斷、早期治療。

4.做夢有害嗎

夢每晚都會光臨我們的睡眠，然而有的人經常抱怨自己「夜長夢多」、「噩夢連連」，將睡眠不好的原因歸咎於整夜做夢。他們擔心夢多了會傷及大腦，其實這種觀點是錯誤的。

做夢是人體一種正常的、必不可少的生理和心理現象。人入睡後，一小部分腦細胞仍在活動，這就是夢的基礎。科學家做過一些阻斷人做夢的實驗，結果發現夢被剝奪的人會出現一些嚴重的生理異常和不良心理反應，如血壓、脈搏、體溫會異常波動，並感到焦躁不安、緊張易怒、記憶障礙，甚至出現幻覺等。所以無夢睡眠不僅品質不好，而且是大腦受損或患某種疾病的徵兆。

做夢其實是我們的某種生理需要，夢對我們究竟有什麼作用呢？

1.幫助恢復腦功能： 做夢能使部分活躍的腦細胞興奮，促進蛋白質合成和分解，並通過血液循環帶來氧氣和營養物質，帶走廢物，幫助促進腦功能的恢復。人腦中有一部分細胞在醒著時是不活躍的，但當人睡著以後，這部分腦細胞卻處於興奮狀態，這便是夢的基礎。人體大腦細胞也在這覺醒與睡眠、興奮與抑制之中達到了平衡。腦功能達到一定程度的恢復。

2.產生創造性思維： 做夢是人腦的一種工作狀態。在夢中人們可以將白天接受的資訊進行很好的加工、整理、提煉、歸納和總結，轉化成自己的東西，並儲存在大腦中，最終成為自己智慧的源泉。科學研究表明，人的智慧有很大的潛能，一般情況下只開發出不到1/4，另

有3/4潛藏在我們的無意識之中，許多科學家、藝術家和詩人在夢的啟迪下，達成了偉大的成就便是明證。

3.夢能延年益壽：日本山梨大學的科學家研究發現一種叫催眠肽的物質。將催眠肽注射到實驗動物身上，結果發現動物的有夢睡眠延長了，並且實驗動物的平均壽命也大大地延長了。日本醫生還發現，老年癡呆患者的無夢期長，其壽命也較一般健康人短。

4.夢能穩定情緒：有實驗表明，睡夢被剝奪可使人反應遲鈍、注意力不集中、學習和記憶力顯著下降、困倦易怒、情緒不穩、焦躁不安。而讓他好好地睡上一覺，特別是做一個美夢，就會感到神清氣爽、精力充沛。甜蜜的美夢可給人帶來愉快、舒適、輕鬆等美好的感受，使人頭腦清晰、思維敏捷。

但為什麼整夜做夢第二天會感到疲乏不堪呢？人在睡眠中一般會經歷4～6個睡眠週期，且在每個週期裡都會做夢，然而夢的性質屬於短期記憶，只有在做夢的睡眠週期醒來，我們才會記得所做的夢境，而大多數的夢都隨風而去，並沒有在我們的大腦中留下痕跡。有的人訴說整夜做夢，其實是他夜間多次醒來，睡眠時斷時續，自然就會覺得疲勞乏力了。

溫馨提示

做夢對人體是有益無害的，而夜間多夢、反覆醒來，長期被噩夢所困擾，清晨起來頭昏腦脹，疲乏無力，可能是某些疾病的先兆，應引起高度重視。

5.噩夢連連為哪般

我曾經收到一個大三學生的來信，信中說到：「沙醫生，你好！我最近晚上總做噩夢，被嚇醒後再睡仍然會接著做那個噩夢，早晨醒來依然清晰記得。有時候夢見自己進了墳墓，有時候夢見自己跌入懸崖，有時候夢見自己被蛇咬了，總之都是些令人害怕的夢。天不亮就會醒來，心怦怦亂跳，白天昏昏沉沉、無精打采，晚上又不敢睡覺，我快要發瘋了，救救我！」

其實每個人都做夢，但是只有那些內容恐怖，引起極度不安或驚恐不已的夢才叫做噩夢。造成噩夢的主要原因有以下幾點：

1.心理因素：長期的噩夢連連與心理因素有很大關係。焦慮和抑鬱是常見的心理障礙。另外睡前過度緊張、過度興奮、初次離開父母在陌生環境中睡眠、各種內心衝突等都可能是噩夢的誘因。孩子的噩夢多與睡前聽鬼故事、看恐怖電影有關。

2.環境因素：睡眠環境過冷過熱都會引起噩夢。半夜裡被子蓋住了口鼻，或把手壓在胸部所引起的呼吸不暢、心跳加快等身體不適也是造成噩夢的常見原因。

3.身體因素：有時候某些身體疾病，特別是呼吸、循環系統的慢性疾病，也是造成長期噩夢的重要原因。

那麼，我們如何才能遠離噩夢呢？

首先，應保持一顆平常心。每個人都會面臨各種各樣的壓力，然而管理好自己的情緒，時常保持一顆平常心很重要。將白天的問題放在白天解決，儘量避免將緊張、焦慮的情緒帶到晚上，以一種平和的心態入眠，會使您遠離噩夢。

其次，應注意睡眠的環境。臥室應保持適宜的溫度和濕度，避

免污濁的空氣干擾睡眠。養成良好睡眠習慣和飲食習慣。早睡早起身體好，睡前兩小時不宜做劇烈運動，不看刺激性強的書籍、電影和電視。睡前洗個溫水澡、泡泡腳，這些都有助於緩解緊張情緒。睡前少吃辛辣及高脂食物，以免加重腸胃的負擔。

第三，注意有無軀體疾病。心臟病、高血壓、肺部疾病、肝膽胃腸疾病都會引起噩夢。這些疾病大多會引起呼吸循環不暢，導致腦部缺氧。因此長期受噩夢困擾的人應注意檢查是否患上了軀體疾病。

噩夢並不可怕，只要您注意以上幾點，相信您一定會遠離噩夢的困擾，輕輕鬆鬆睡個好覺。

6.為什麼有人不做夢

幾千年來，人類就是這樣，日出而作日落而息，不斷繁衍，生生不息。然而在漆黑的夜晚我們真的休息了嗎？我們的呼吸是不會停止的，我們的心跳是不會停止的，我們身體的各器官只是部分休息了。人類的大腦同樣也是這樣，當我們熟睡時，大部分的腦細胞處於抑制狀態，因此外界的輕微刺激和很小的聲音，如走路、開門、談話的聲音一般是不會被我們大腦所感知，人也失去了對外界輕微刺激的反應。然而，大腦中一些在白天被抑制的腦細胞會活躍起來，這便是做夢。

由於這些白天被抑制的腦細胞處於大腦皮層的底層，處於我們的意識之外，也就是說處於潛意識中，因此我們的夢是那樣的光怪離奇、荒誕不經、匪夷所思也就不奇怪了。

但是，有人卻堅持說自己從未做過夢，這是怎麼回事呢？

一些人聲稱自己沒做過夢，可能只是對做夢的經歷有所遺忘罷了。有些夢中出現擔憂恐怖的事件，人夢醒後通常不願意去回憶，

也就逐漸遺忘了。還有人認為，做夢是在短時間內完成的，屬短時記憶，如不及時加工、復習、儲存，等早晨清醒後也就自然遺忘了。

其實夢是不請自來的，而我們記得的夢只是我們在睡眠的最後一個週期中的最後一個夢，其餘90%的夢都會隨風而去。如果您覺得自己「夜長夢多」而影響睡眠，那是因為您的睡眠週期不斷地被打斷，在夜裡多次醒來，記得自己做了幾個夢，就表示在夜裡醒來過幾次。如果睡眠斷斷續續，當然會影響您的睡眠了。

總之，夢是有利於人體健康的，人類只能記住自己大約10%的夢，無夢睡眠反而是有害的。而多夢則表明身體或心理出現了某種障礙，應引起高度重視。

知識鏈結

　　現代實驗生理學的研究發現，人類睡眠的週期變化大約為90分鐘，也就是說，我們每晚一般要經過4～6個睡眠週期，每個週期的有夢睡眠大約為5～20分鐘。通過多導睡眠腦電圖的監測發現，在無夢週期將受試者喚醒，他會說沒有任何夢境；而在有夢睡眠週期將他喚醒，受試者會清晰地記得他剛才做的夢。

7.夢能預測未來嗎

　　晚清重臣左宗棠早年曾經做了一個奇特的夢，他夢見自己連續幾次考不上進士，然而此時天下大亂，他只得棄文從武，居然建功立業頗得皇帝重用。後來奉派到新疆，在莽莽草原，戈壁荒灘上平定內

亂，抵禦沙俄，建立蓋世功勳。直至新疆大治，這才衣錦還鄉。

　　然而夢醒時分，這個當時還默默無聞的青年並沒有將這個夢當一回事，直到多年以後當夢境成真，左宗棠才將此夢告訴他人。以至於後來左宗棠敢於憤然出師新疆，是因為在那個奇怪的夢中早已告知他日後的榮光。

　　那麼，是左宗棠做了一個預測未來的夢，還是他敢於追隨自己的夢想，終成一代偉業呢？

　　其實從古到今夢一直披著神秘的面紗，以至於人們總是試圖去認識它、理解它，總是試圖解釋它背後的象徵意義，中國古代的《周公解夢》、西方現代的《夢的解析》莫不如此。

　　那麼夢能預測未來，或者說夢具有特殊含義嗎？據《黃帝內經‧素問》記載：「陰盛則夢涉大水恐懼，陽盛則夢大火燔灼，陰陽俱盛則夢相毀殺傷。上盛則夢飛，下盛則夢墮，甚飽則夢予，甚饑則夢取。肝氣盛則夢怒，肺氣盛則夢哭，短蟲多則夢聚眾，長蟲多則夢相擊毀傷。」古人早已將身體上的不適與夢境聯繫在一起了，夢的內容在一定程度上有預測疾病的作用，這不是迷信，而是千百年來勞動人民智慧的結晶。

　　現代心理學研究表明，夢的意義在於揭示人潛在的欲望和本性。夢中我們使用形象化、象徵性的語言，最大限度地滿足個人的願望，儘管這些願望往往是非邏輯、非理性的。

　　在一些關乎人生重大轉折的時候，夢會有幫你出謀劃策，甚至幫你作出重大決定的作用。左宗棠當年出師新疆與他早年做的那個夢就有很大的關係。凱庫勒夢見苯環、門捷列夫夢見元素週期表、小提琴家帕格尼尼在夢中譜曲，並把它命名為「魔鬼的顫音」，這些都是很好的例子。

　　這些受到夢的啟發而作出偉大成就的人，是與他們醉心於事業、長期實踐、探索分不開的。其實我們普通人也有過「魂牽夢縈」、「似曾相識在夢中」的時候。夢中獲得啟示是可遇而不可求的事，期待通過夢來解決所面臨的難題，不啻為守株待兔的奢望。如果平時沒有知識的積累，希望在夢中解決難題更是一種不切實際的空想，「夢想成真」更需要在現實中腳踏實地，辛勤耕耘。

知識鏈結

夢真的有預見性嗎？

　　據統計，人的一生中大約做幾十萬個夢，90%是記不住的。夢的預言性是夢的模糊性和機率在作怪。人在一生中總會碰到一些與夢境類似的場景，人們往往會牽強附會地與夢中某個模模糊糊的記憶聯繫起來，將這種巧合誇大為預見性。

　　例如某人夢到一架大飛機失事墜落，如果碰巧此時有一架小型飛機失事，那麼這個夢會被認為是有預見性的；但如果不是飛機失事，而是火車甚至汽車出事故，這個人也會認為他做了一個有預見性的夢。

8.夢的啟示

　　在100多年前，人們弄不清苯的分子結構，所有的證據都表明苯分子非常對稱，大家實在難以想像6個碳原子和6個氫原子怎麼能夠完全對稱地排列，形成穩定的分子？1864年冬的某一天，德國化學家凱庫勒坐在壁爐前打了個瞌睡，在半夢半醒之間，凱庫勒發現碳原子和氫

原子在眼前飛動，變幻著各種花樣，突然原子在他面前串成了鏈子，像一條白蛇一樣扭動著，搖擺著，最後竟然咬住了自己的尾巴，變成了一個環……。凱庫勒忽然驚醒，這就是他苦思冥想的苯環的結構！凱庫勒的創造性貢獻，奠定了他在有機化學結構發展史上的顯赫地位，使得人類對有機化學結構的認識產生了一個質的飛躍。

化學元素週期表的發現也與夢有著不解之緣。1869年寒冬2月，俄國化學教授門捷列夫已經三天三夜沒有合眼了，他一直在苦苦思索著如何將已經發現的63種元素排列在一張表中，它們之間的變化規律又是什麼？漸漸的視線模糊了，疲憊不堪的門捷列夫教授在火爐邊打起瞌睡來。在夢裡他看到一張表，元素們紛紛落在合適的格子裡。他突然醒來茅塞頓開，並立刻記下了這個表的設計理念：元素的性質隨原子序數的遞增，呈現有規律的變化。門捷列夫在他的表裡為未知元素留下了空位，後來，很快就有新元素來填充，各種性質與他的預言驚人地吻合。這就是具有劃時代意義的元素週期表的發現。

夢真的能開啟人類智慧之門嗎？劍橋大學教授胡欽遜曾對各學科富有創造性思維的科學家們進行調查研究，結果有70%的教授回答說，他們曾經從一些夢中得到了幫助。日內瓦大學一位教授曾對數學家們做過一項調查，結果表明69個數學家中有51個回答說：睡眠中能夠幫助解決問題。

據稱愛迪生常常在將入夢鄉時有新的發現。牛頓常常在睡夢中解決難題。笛卡爾在一個異常生動的夢中想像到數學與哲學相結合的一種方法，因而創立了一門新的學科——解析幾何。音樂家莫札特在乘坐馬車打瞌睡時，夢到整部樂章。畫家梵谷說，他的多幅作品也是夢境啟發的結果。這些事實說明了一個現象，即睡夢中就能找到我們日常生活中許多難題的答案。

　　做夢真有那麼神奇嗎？其實不是他們運氣好碰巧做了這個夢，而是在於他們的長期實踐和知識積累。他們為了解決某一問題，有過不少的幻想，也有過不少的研究，往往有許多白天思考素材可能留存在潛意識中，也有可能在意識中。一旦入睡後在夢中潛意識裡的素材可能昇華至意識中，而所謂靈感就出現了，使事物出現從量變到質變的飛躍。正所謂「日有所思」，才會「夜有所夢」。難怪凱庫勒在一次重要的會議上總結地說道：「先生們，讓我們在夢中學習吧，那時也許我們會發現真理。」

9.從中醫觀點認識夢

　　中醫學很早開始就有對夢認識的記載，明朝張景嶽在《類經·夢寐》中更進一步說明夢是人們心身活動的反映。

　　中醫關於睡眠的產生機理是基於陰陽學說而形成的。中醫認為人的睡眠和醒覺，是人體的陰陽消長出入變化所產生的。白天陽氣盛，陰氣衰，人是清醒的；夜晚陽氣衰，陰氣盛，則需要睡眠。這種陰陽盛衰主導睡眠和醒覺的機制，是由人體陽氣出入運動來決定的。

　　中醫認為，夢是精氣的運動形式，是魂魄隨神飛揚的持續寐態。形神動則寤，形神靜則寢，形息而神魂不靜則可出現各種夢境。夢的發生與體內陰陽的盛衰、衛氣的出入及神、魂、魄的動靜變化有關。

　　做夢屬於睡眠中發生的一種心神活動。神、魂、魄、意、志是中醫對人體精神活動的分類，它們的靈動不但需要形體健全，還必須後天五臟不斷供給精氣。魂魄歸於心，則人體處於安靜的睡眠狀態。人體受各種刺激如情緒、饑飽、勞逸、內傷等，魂魄遊行於經脈之中，就出現了千奇百怪、變幻無常的夢境了。

　　我們常會用「神不守舍」來形容人的精神分散或心神不安定。人們也會用「夢寐以求」來形容在睡夢中都在追求、迫切期望想得到的事。張景嶽說：「蓋寐本乎陰，神其主也。神安則寐，神不安則不寐。」若神不能安其舍，遊蕩飛揚，則會出現不寐、多夢、夢遊、夢語等病症。

　　由以上學說，中醫發展出了神奇的夢診理論。

　　人和自然是一體的，夢象雖然是心神活動，但精神永遠依附於形體，環境的變化引起人體內在臟腑的感應，會通過夢象反映出來，由此可以瞭解臟腑陰陽氣血的變化，進而引起全身各個組織的變化。

　　夢診同樣應辨證施治，具體應注意以下幾點：

　　1.辨夢的有無：指能否記住夢。從夢的有無可以瞭解疾病的輕重，例如中醫講的「濕熱」症，只有當患者多夢的感覺緩解了，才表明症狀的治癒。

　　2.辨夢因：弄清每個夢形成的原因。判斷多夢是因情緒刺激所引起，還是體內臟腑不調所致，可根據夢因針對性地加以治療。

　　3.辨夢量：指醒後自我感覺夢的多寡。如平時很少做夢，突然做了很多內容恐怖的夢，提示身體可能出現了某種病理變化。

　　4.辨夢境：對夢境進行詳細分析。對夢的內容的辨析，可作為夢者病變部位、病變性質的參考。例如夢見白色的事物，根據中醫理論可以懷疑肺部病變。

　　夢診雖然是一種診法，但不能單獨使用作為診斷依據，它要和中醫傳統的望聞問切四診相互配合、綜合分析，才能作出正確的診斷。

第三篇

不同年齡和不同族群的睡眠與健康

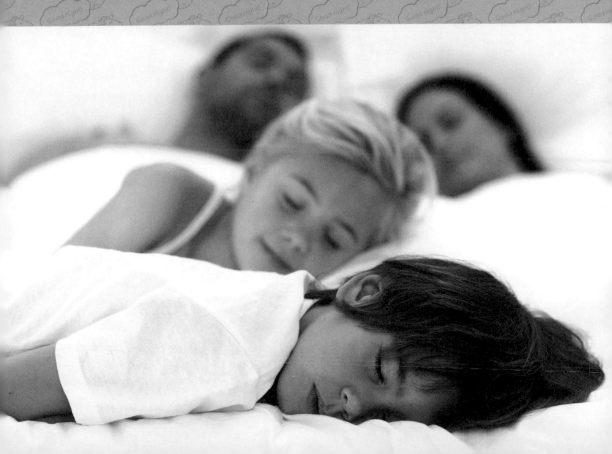

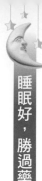

1.寶寶睡眠好，成長快又好

人體內的生理時鐘支配著內分泌系統，釋放各種激素。從內分泌角度來說，不少激素在睡眠時分泌最多，生長激素便是其一，其作用是促進機體新陳代謝，恢復體力，促使骨骼成長。

兒童時期，生長激素分泌呈現夜多晝少的規律，深夜1點到凌晨5點之間釋放的生長激素差不多是白天的3倍。顯然，如果嬰幼兒長期晚睡，必將影響生長激素的正常生理分泌，對生長發育頗為不利，尤其是對身高影響較大。

新生兒平均每天要睡16～20小時，除了吃奶之外的時間幾乎都在睡覺；2～3個月的寶寶睡16～18小時；4～9個月的寶寶睡15～16小時；寶寶1歲以後平均每天睡14～15小時；2～3歲的孩子睡眠時間一般為12～13小時。

生長激素在深睡眠時大量分泌，因而白天活動量大，入睡既快又深的孩子長得快。而在每個睡眠週期裡面，生長激素都以脈衝形式分泌出來的，所以睡眠對寶寶的生長發育有特別直接的作用。而且睡眠能促進腦的發育，有明顯的益智作用。睡眠還能幫助寶寶很好地儲備

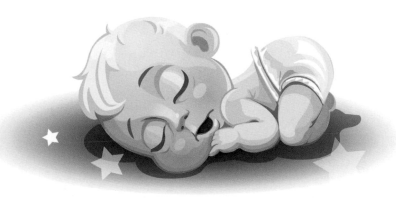

能量，為了白天更好地活動、更好地認知、更好地發展智力，睡眠是相當重要的。

睡眠困難的小兒則表現為情緒不穩定，易哭鬧，成長延遲，易疲倦。有的孩子還易患氣管炎和鼻炎等疾病。在睡眠最深的時候，也是身體內免疫物質釋放增多的時候，能提高免疫力，使身體防病、抗病及康復疾病的能力增強。

為了嬰幼兒健康生長發育，父母應給他們安排有規律的作息時間，養成晚上定時睡覺的習慣，保證充足的睡眠時間。

2.寶寶入睡難怎麼辦

有些寶寶白天的睡眠還可以，但一到晚上該睡覺時就比較難入睡，鬧著要人抱，即使睡了，放下一會兒就醒，碰到這種情形該怎麼辦？

嬰兒因為對周圍的環境存在陌生和缺乏安全感，所以會有較為敏感的表現，因此難以入眠。這時候父母更需要耐心去觀察、關心孩子，以下的建議也許有所幫助。

1.合理餵養：首先要弄清楚寶寶不好好睡覺的原因及症狀。一般寶寶不好入睡的原因可能是缺微量元素，由於血鈣降低引起大腦及自主神經興奮性增加，導致寶寶晚上睡不安穩，這時需要補充鈣和維生素D，注意營養均衡；另外，積食、消化不良、上火或者晚上吃得太飽，也會導致睡眠不安，建議餵粥、麵等食物應在臨睡前至少兩三個小時，睡前再喝一點奶，有助寶寶晚間睡眠。

2.溫馨舒適的睡眠環境：要給寶寶創造一個良好的睡眠環境。室溫適宜、安靜，光線較暗；被褥要輕、軟、乾燥；室溫或被褥太熱或太冷會使寶寶不舒適而無法安睡；睡覺姿勢不舒服也會影響寶寶睡眠；室內

空氣太乾燥，寶寶口乾又不會表達也會哭鬧不眠；寶寶臀部尿濕、拉糞等，會引起寶寶極度不適，所以睡前應先讓寶寶排尿，以保持寶寶臀部的清潔乾燥；使用尿布時不要包得太緊，以免寶寶感到不適。

3.睡前寶寶情緒平穩且有安全感：在寶寶入睡前半小時到一小時，應讓寶寶安靜下來，睡前不要玩得太興奮，更不要過分逗弄寶寶。免得寶寶因過於興奮、緊張而難以入睡。不看刺激性的電視節目，不講緊張可怕的故事，也不玩新玩具。寶寶夜裡醒來時大多都是迷迷糊糊的，不要立刻抱他，更不要逗他，應該立刻拍拍他，安撫著想辦法讓他繼續睡。一般如果處在迷糊狀態的寶寶都會慢慢睡去。如果寶寶沒有其他不適的原因，而在夜裡常醒，很大一部分是已經形成不良睡眠習慣，如果他每次醒來你都立刻抱他或餵他東西的話，就會形成不良睡眠習慣。

4.作息時間相對穩定：因寶寶哭鬧誤認為要喝奶而頻頻餵奶，反而搞得大小不安；晚上一定要餵奶的話，要注意儘量保持安靜的環境；當晚上餵奶或換尿布時，不要讓孩子醒透（最好處於半睡眠狀態），這樣，當餵完奶和換完尿布後，寶寶較容易再次入睡；記住不要讓嬰兒含著奶嘴入睡，否則會影響孩子牙齒的生長。

3.如何讓寶寶睡個好覺

很多年輕的父母都在為如何讓寶寶安睡而煩惱，晚上常因被寶寶不好好睡覺而搞得心力交瘁，要改善這些狀態，必須充分瞭解寶寶睡不安的原因或誘因，如患有疾病、營養不均衡、睡眠環境不良等，盡可能解除這些問題後，可以嘗試以下這些方法：

首先，每天按時就寢，養成按時睡眠的良好習慣。把握孩子睏

倦的信號，及時哄孩子入睡。一旦孩子發出睏倦的信號，如變得比較安靜，對周圍人群與玩具失去興趣等，就應立刻將孩子放在小床上，讓他入睡。一旦孩子過了這個睏倦的點，就會難以控制，影響正常睡眠。

就寢前給孩子一會兒溫柔的撫觸，如果每天堅持在孩子入睡前給他按摩15分鐘，經過1個月的時間，孩子的睡眠就可得到有效的改善。

晚飯不要吃得太多、太飽，睡前1～2小時內不要進食不易消化的食物；不要飲水太多，不做劇烈活動，不講新故事、看新書，以免過度興奮，難以入睡。

睡前給孩子洗個舒服的澡，這樣有利於小兒入睡。

兒童臥室內光線要暗，拉上窗簾，不要開電視、收音機及大聲說話。室內保持空氣新鮮、濕潤，小兒在新鮮空氣中可睡得快、睡得香，大人不要在室內吸煙。

被褥、枕頭要清潔舒適，被褥應每1～2周晾曬一次，床單每1～2周清潔一次。

還可製造一些有利於孩子睡眠的聲音。曲調柔美的搖籃曲，來自母親的心跳聲，或是水輕輕流動的聲音，都是可以讓孩子情緒穩定下來的聲音素材。

4.網路成癮掠奪青少年的睡眠

小海今年17歲，是高二學生。暑假時，小海玩起了網路遊戲，精彩刺激的網路遊戲讓小海愛不釋手，不斷地延長上網時間，有時竟忘了睡覺，後來發展到夜晚幾乎不睡覺的狀態，當暑假結束，小海不願意繼續上學，說自己不能適應學校生活，睡不著覺了。

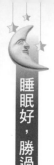

　　國內外多項研究證實網路成癮可與焦慮呈正相關，即網路成癮越嚴重，焦慮情況也就越嚴重。眾所周知，「人－機式交往」不是一種真實的人與人交往，長期如此會影響和改變青少年的交往方式，導致真實的交往萎縮，產生偏離，與他人的交往時間縮短，使人趨向孤立和冷漠，甚至會失去對現實環境的感受能力和積極參與意識，不願與外界交往，行為孤僻，喪失了正常的人際關係，形成緘默、孤僻、冷漠、不合群等心理，易造成自主神經功能紊亂，導致緊張性頭痛、焦慮。

　　另一方面，當沉溺於網上活動時非常興奮，能量過度釋放，以致不能維持正常的睡眠週期，出現失眠頭痛、消化不良、噁心厭食，停止上網時則有明顯的煩躁、坐立不安、神經過敏、緊張以及焦慮等症狀，並表現有明顯的強迫和敵對，對上網有一種難以控制的強烈需要或衝動，這種衝動導致放棄別的活動。沉迷於上網、玩線上遊戲等活動中，睡得過晚，導致睡眠障礙。

　　睡眠是在中樞神經系統的調節下，身體在正常狀況下處於最低代謝狀態的一種週期性生理現象。網路成癮者會導致大腦高度興奮，影響入睡時間和睡眠效率，進而導致嚴重的睡眠障礙，以致白天精力不足、感到困乏，大大降低了白天的學習和生活效率，產生日間障礙。

　　焦慮是影響睡眠品質的重要原因之一，睡眠障礙不單是睡眠生理紊亂的過程，還是一個心理紊亂的過程。睡眠品質直接影響身心健康，睡眠障礙者常伴有情緒障礙，嚴重者可損傷認知功能，甚至出現行為紊亂，因此網路成癮者經常是焦慮、睡眠障礙並存。

什麼是「網路成癮」？

　　「網路成癮」指因過度使用網路而引起明顯的社會、心理損害的一種現象，具有網路成癮的患者往往沒有一定的理由、無節制地花費

大量時間和精力在網路上持續玩各種遊戲、聊天或流覽，以致損害身體健康，並在生活中出現各種行為異常、心理障礙、人格障礙、交感神經功能部分失調等。

由於長時間盯著螢幕，眼睛疲勞，引起頭部發緊；感到精力不足，自覺「心累」，注意力不容易集中，記憶力和理解能力下降；整天絕大部分時間面對機器，與人缺乏交流，造成缺乏生活熱情，接受新事物和適應新環境的能力減弱，沒有創造力和事業心；生活簡單隨便，很難提起興趣；變得敏感多疑，自我中心，忌妒心重，容易因一些小事與人爭執，或因自己看不慣的人和事而耿耿於懷；固執己見，沒有改變現狀的願望，沒有興奮感，情緒始終沒有高潮期等。

專家指出，網路成癮是一種常見於青少年的心理行為障礙，其典型表現主要為：情緒低落、無愉快感或興趣喪失、睡眠障礙、生理時鐘紊亂、食欲下降和體重減輕、精力不足、精神運動性遲緩或激動、自我評價降低和能力下降、思維遲緩、有自殺意念和行為、社會活動減少、大量吸煙、飲酒和濫用藥物等。

網路成癮與其他精神心理問題如抑鬱、衝動控制障礙、低自我評價等，或者與負向的社會關係、缺乏朋友、對外表的不滿和殘疾等個人生活因素有關。具有成癮傾向的個體在患網路成癮前有明顯的個性特質，如過分害羞、內向和社會退縮等。網癮形成過程中娛樂性目的呈逐漸增強的趨勢，過多的娛樂性上網活動易使青少年上網成癮。

「網癮」並非洪水猛獸，重要的是對「網癮」進行適當引導，讓孩子明白：電腦是工具而不是玩具；不要把上網作為逃避現實生活問題或者消極情緒的工具；平時要豐富業餘生活，學會健康上網，積極參加社會活動。

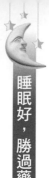
5.青少年睡眠不足危害大

　　也許在許多人心目中青少年應該是最無憂無慮的人，可是根據全國性的調查卻顯示，現代青少年睡眠普遍不足，學校對升學率的要求和家長為孩子前途的擔憂都無形中給孩子們帶來了雙重的學習負擔，沉重學業壓力使學生們娛樂、遊戲、玩樂和睡眠的時間大幅度減少。

　　由於無法確保休息睡眠時間，使得兒童和青少年注意力不集中、記憶力下降，導致學習效率和品質不高。睡眠不足對青少年造成的危害有以下幾個方面：

　　1.青少年的生長發育除了遺傳、營養、運動等因素外，還與生長素的分泌有一定關係。生長素是下丘腦分泌的一種激素，它能促進骨骼、肌肉、臟器的發育。由於生長素的分泌與睡眠密切相關，即在人熟睡後有一個大的分泌高峰，隨後又有幾個小的分泌高峰，而在非睡眠狀態，生長素分泌減少。所以青少年要發育好，長得高，睡眠必須充足。

　　2.在繁重的課業壓力下，青少年睡眠不足成了常見的問題，不少中學生每天睡眠不足8小時，其結果直接會影響到他們的學習效率、注

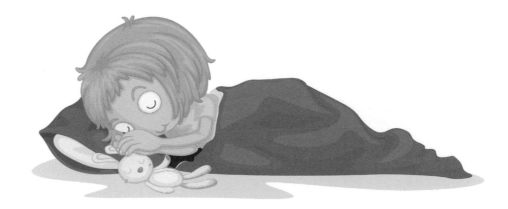

意力集中度等。曾有實驗讓一組學生一夜不睡眠，另一組正常睡眠，再進行學習成果測驗，結果沒有睡眠組學生的測驗成績大大低於正常睡眠組學生的成績。由此，科研人員認為人的大腦要思維清晰、反應靈敏，必須要有充足的睡眠，如果長期睡眠不足，大腦得不到充分的休息，就會影響大腦的創造性思維和處理事物的能力。

3.青少年睡眠不足，不單純影響健康，還會影響他們的社會適應能力。這種社會環境適應能力包括學習、人際交往及適應社會環境的能力等。很多孩子發生了學習困難或者是社會適應能力不強等問題，與睡眠不足有很大的關係。

4.青少年處於成長發育的重要階段，睡眠不好會直接影響他們的發育，甚至影響性格。長期的睡眠困擾可能帶來一些心理問題，睡眠缺乏容易激動、煩躁，短期造成一些衝突，繼而影響人際和諧。長期的睡眠剝奪，會引起心情不佳，情緒不穩，容易衝動，特別是年輕人，在個性形成階段危害很大。睡眠對人體健康的影響很大，睡眠品質高時人會覺得精力充沛，心情也好，反之則導致精神萎靡、無精打采、心情煩躁，嚴重時還會導致抑鬱症狀的出現。

青少年正處於成長期，精力相對旺盛，但如果因為課業或者是娛樂等因素犧牲睡眠，是得不償失的行為，不但可能造成心理問題，也可能降低人體免疫力，引發各種疾病，因此青少年每天至少應保障8個小時的有效睡眠時間。

6.課業壓力大，如何保證好睡眠

當前由於學習負擔過於繁重，不少青少年在上學期間很早起床，晚間很遲入睡，一到週末便睡到過午以彌補平時的睡眠不足。但研究

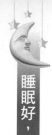

人員指出，這種睡眠習慣可能會對他們的課業產生不利影響。

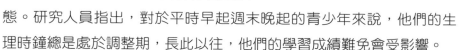

青少年在上學期間已經養成早起的習慣，但如果他們在週末晚起，其生理時鐘必須適應這一新的習慣。在新的一周開始時，週末補眠的青少年需要早起，生理時鐘又要重新調整，於是他們往往在新一周開始時處於精神低迷狀態。研究人員指出，對於平時早起週末晚起的青少年來說，他們的生理時鐘總是處於調整期，長此以往，他們的學習成績難免會受影響。

許多學生過分追求學習時間的延長，而不注意學習方法的改進和學習效率的提高，學業進步很慢，而且長期的睡眠減少也傷害了青少年的身心健康。所以家長和老師應該關注孩子的全面發展，不能過分壓縮孩子的睡覺時間。

如何幫助青少年養成良好的睡眠習慣，可參考以下一些建議：

1.保證平時有充足的睡眠時間，不要在考試前熬夜。

2.如果課外活動佔據了太多時間，視情況減少這些活動；如果躺在床上20分鐘無法入眠，先起床做些輕鬆的事情，如讀書、聽音樂，直到想睡。

3.每天同一時間起床。

4.午覺時間最好不要超過1小時。

5.晚飯後不要喝含咖啡因的飲料。

6.晚飯不要吃得過飽，也不要空腹上床。

7.讓睡覺的房間保持安靜和黑暗，室內溫度可稍低一些。

8.保持良好的心態，尤其正確看待成績的好壞，不要過度焦慮或自卑。

7.大考前睡好覺的秘方

大考對莘莘學子來說是挑戰，更是機遇。然而有些同學在大考前一個月卻失眠了，每天晚上只能睡4～5個小時，白天昏昏沉沉注意力不集中，嚴重影響了學習效率。

其實，面對人生的重大選擇，情緒緊張是在所難免的。但有的同學由於心理壓力大而導致考前失眠，這會直接影響到他們在考場上的發揮。長期的緊張焦慮和作息時間的變動都會影響到考生的情緒，有時候考生會選擇喝濃茶、咖啡來提神，這反而導致晚上的失眠。

那麼考生們應該怎樣做才能避免考前失眠呢？

1.合理安排時間：大考需要充足的睡眠，但並不意味著改變以前的作息時間，假如平時就很晚才睡，那麼在大考前也不必刻意早早的上床，只需比平時提前1～2小時即可。一般晚上10點半到11點睡覺，早上在6點至6點半起床，因為人的大腦要兩個半小時左右才能進入最佳狀態，中午可以休息30～40分鐘。

2.自我暗示訓練：如果上床以後睡不著，可做一些自我暗示訓練。躺在床上全身徹底放鬆，暗示自己：「我很睏了，我正慢慢地進入夢境……」如此反復幾次，用不了多久就可以安然入睡。

3.偶爾失眠不驚慌：不要誇大失眠對身體的影響，其實偶爾一次失眠並無大礙，人體有自動調節功能，第二天早點睡就可以了。如果

你過分擔心睡眠問題，反而給自己造成不良的心理暗示，強迫自己入睡可能會適得其反。

4.運動有助消除疲勞：適當的運動和體力勞動能較好地消除腦力疲勞，並能使大腦皮層的興奮和抑制保持良好的平衡狀態。所以堅持運動有助於改善晚上的睡眠。不要過度消耗體能，睡前半小時適當放鬆自己，不要喝太多水，也不要喝濃茶、咖啡，可以聽輕音樂或散步等。

5.不要因晚上做夢而破壞了自己的好心情：其實每個人睡覺時都會做夢，在焦慮和壓力大的情況下可能更容易記得自己做過的夢。不管你在考前做了什麼夢，它們其實都是腦力恢復的表現。如果做了噩夢，而自己又無法釋懷，那就安慰自己「夢都是反的」。

8.中年人睡出來的「啤酒肚」

「啤酒肚」幾乎成為中年男性的代表身材，很多人都誤認為「啤酒肚」是喝啤酒喝出來的，其實這不符合事實。

喝啤酒長肚子沒有任何科學根據，俗稱的「啤酒肚」並不是喝啤酒喝出來的。有人認為「啤酒肚」是營養過剩導致的，也有人說是營養不均衡造成的。

德國聯邦營養醫學會最新研究表明，「啤酒肚」與男性的遺傳基因有關，就像女性肥胖從臀部開始一樣，男性的脂肪大部分會儲存於腹部。當然，每個男人的基因不同，引發「啤酒肚」的可能性也不同。

一般來說，青少年有「啤酒肚」多數是因為營養過剩；而對中年人而言，睡眠品質問題是主因。隨著年齡增長，男性深睡眠階段也隨之減少，由於睡眠品質差，荷爾蒙的分泌會隨之減少，荷爾蒙的缺乏會使體內脂肪組織增加並聚集於腹部，而且年紀越大影響越明顯，因

此睡眠品質差也能造就「啤酒肚」。

很多調查發現，睡眠品質不高的男性很多都有「啤酒肚」，而有「啤酒肚」的男性往往睡眠狀況也不太好。

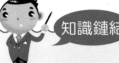

知識鏈結

「啤酒肚」的危害

「啤酒肚」對男性健康危害較大，腹部肥胖已引起世界衛生組織的高度重視，因為很多國家已進入高齡化社會，如不重視腹部肥胖，「啤酒肚」很可能成為影響健康最危險的殺手之一。

腹部肥胖是加速衰老的主要因素之一，目前已證明有15種以上導致死亡的疾病與腹部肥胖有直接關係，其中包括冠心病、心肌梗死、腦栓死、乳腺癌、肝腎衰竭等。另有研究表明，挺著「啤酒肚」的男性得高血壓的機率是正常男性的8倍；患冠心病的機率是常人的5倍；患糖尿病的機率是常人的7倍；腦出血和腦梗死等疾病在「啤酒肚」男性中也很常見。

要怎麼消除「啤酒肚」呢？每天至少運動30分鐘；吃飯吃7分飽，要保證一天三餐，不應忽略早餐和午餐；保持良好的情緒，不要讓精神壓力促使多吃；注意控制酒量，酒精含能量較高，它可阻止體內脂肪的消耗，還降低意志力；保證充足的睡眠，盡可能睡前洗個溫水澡，有助改善睡眠狀況等。

9.「過勞死」之謎

「過勞死」源於日語，它是最早源自日本的一種現代特殊病，反映了日本人對工作的狂熱性格，主要是指「在非生理的勞動過程中，

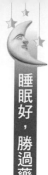

勞動者的正常工作規律和生活規律遭到破壞，體內疲勞淤積並向過勞狀態轉移，使血壓升高、動脈硬化加劇，進而出現致命的狀態」。

「過勞死」因為工作時間過長、勞動強度加重、心理壓力過大、存在精疲力竭的亞健康狀態，由於積重難返突然引發身體潛藏的疾病急速惡化，救治不及，繼而喪命。多年前，美國疾病控制中心已正式將此病症命名為「慢性疲勞綜合症」，並擬定了相應的診斷標準。

社會目前正處在轉型期，產業結構調整，就業結構改變，這些都要求人們必須儘快地適應，人們面臨著很大的精神壓力。中青年人處在社會經濟發展的主流位置，受這些問題的影響更多。現在，「過勞死」在我們身邊發生的越來越多，「過勞死」的現象應該引起我們的高度重視。

那麼哪些人易「過勞死」呢？概括起來有以下幾類人群：

1.只知消耗不知保養的人。

2.有事業心，特別是稱作「工作狂」的人。

3.有過早死亡家族遺傳又自以為身體健康的人。

4.超時工作者。

5.夜班多，作息時間不規則的人。

6.長時間睡眠不足的人。

7.自我期望高，並且容易緊張的人。

8.幾乎沒有休閒活動與嗜好的人。

如何防範「過勞死」呢？以下提供七大妙招：按生理時鐘作息；強化三餐營養；學會主動休息；定期進行體檢；善於勞逸結合；堅持合理運動；保持心情舒暢。

奉勸那些現在還在拼命工作的企業家、年輕人，工作之後應該躺下來好好地休息，美美地睡上一覺，即使你不想睡，你的身體也累了。

10.會睡的男人更有活力

睡眠與健康、工作和學習的關係甚為密切。相對女性而言，男性工作生活壓力更大，特別是腦力勞動者，平常不注意按時入睡，晚上夜生活過多，極易導致睡眠不足，不利於體力和腦力恢復。長此以往，會讓人處於亞健康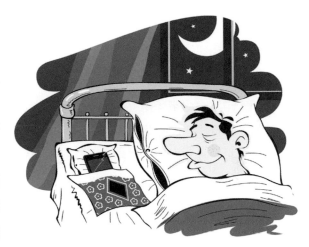狀態，對健康的危害極大。因此睡得好的男人才有更多的精力和更好的狀態去為人生打拼。

但現在「夜貓子」越來越多，失眠幾乎成了都市人的常見疾病，很多人都沒有保持足夠的睡眠，這樣第二天當然會沒有精神，工作做不好，學習沒效率，生活陷入一團亂麻。

睡得好的訣竅是什麼呢？做起來其實不難，具體包括以下幾點：

1.規律而良好的睡眠習慣。

2.睡前應避免過度興奮、劇烈的運動或體力勞動。

3.晚飯宜清淡易消化且進食不要太遲，不應過飽。

4.晚間不宜吸煙、不宜飲用濃茶或咖啡等刺激性飲料。

5.睡前刷牙、清洗身體。

6.睡衣寬鬆舒適，被褥清潔乾燥。

7.室內通風良好、溫度適宜。

8.房事最好有規律不要過度。

11.女強人為何會失眠

女強人總讓人敬佩，殊不知她們在贏得成就的同時，卻避免不了遭遇失眠的「命運」。在許多睡眠狀況的調查中，無一例外地抱怨自己已經被失眠困擾多時。那麼造成她們失眠的原因究竟是什麼呢？

首先是女性特有的生理特徵會使她們更易發生失眠，如經期、懷孕和更年期，都會影響睡眠品質。

其次，失眠大多還是由「心病」引起的，現代女性宣揚獨立自強，年輕的女性更加看重事業，但同時又需兼顧家庭，個性的獨立與婚姻的束縛之間往往難以找到平衡點，很容易就引起焦慮抑鬱情緒而失眠。

而情感婚姻狀況及工作中的巨大壓力，更容易對女性的情緒和睡眠造成影響。導致失眠的原因主要集中在情感、婚姻、親子教育、職場壓力等方面，社會壓力不斷增大和競爭的加強，使得越來越多的職業女性患有不同程度的焦慮、恐慌等情緒，這些都是導致失眠的原因。

另外還有一個重要原因就是滿足感。對生活滿足感越高的人越不容易失眠，而非常「不幸」的是，人的滿足感無法和她的收入成正比，研究顯示，中等收入家庭的滿足感最高，而收入越高滿足感反而越低。

心理社會因素是女性失眠的主要原因之一，可以從以下幾個方面進行調試：

1.保持樂觀的心態和規律的作息時間。

2.對社會競爭、個人得失等要有充分的認識，避免因挫折導致心理失衡。

3.建立良好的人際關係，心情不好時要學會及時宣洩情緒。

4.儘量避免過多的夜生活，養成良好的睡眠習慣。

5.偶爾失眠不要過於緊張，可以泡泡熱水澡、喝杯熱牛奶或者做些舒緩的運動幫助睡眠。

如果無法自己調適，那就應該儘快尋求心理醫生的幫助。

12.做個「睡美人」

一個西方古老的傳說：美麗是上帝送給女人的第一件禮物，也是第一件收回的東西。但當看見女人失去美麗後那痛苦悲傷的表情，上帝心軟了，又給了她們另一件法寶，那就是睡眠，讓女人們通過睡眠找回失去的美麗容顏。

皮膚之所以有光澤，是因為皮膚的真皮和皮下組織微血管提供了足夠的營養的緣故，所以，皮膚微血管暢通是皮膚紅潤光澤或光滑的保證。睡眠不足的人，常常出現皮膚表面微血管血液循環淤滯的現象，使皮膚變得顏色晦暗或顯得蒼白。當皮膚微血管得不到充足血液時，皮膚細胞組織的新陳代謝就會因皮膚缺乏營養而受到很大阻礙，使皮膚細胞迅速衰老。眼睛凹陷的樣子暴露出睡眠不足，這要歸因於血液循環的變化，當身體與疲倦抗爭時，血

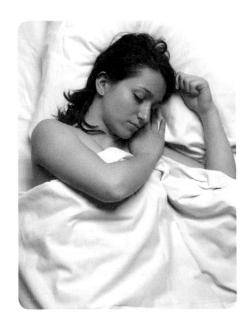

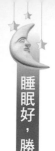

液被輸送到主要的器官，從而使臉失去血色並眼眶凹陷。

另外，睡眠不足也會直接影響內分泌，當睡眠時人體釋放的生長激素可以影響特定的皮膚生長因數，使膠原蛋白和白蛋白的產生加速，皮膚細胞以更快的速度複製。而睡眠不足會使體內成長荷爾蒙分泌減低，皮膚新陳代謝停滯，皮膚老化乾澀，使皮膚的彈力纖維和膠原纖維得不到足夠的營養，從而使其功能逐漸減弱，張力下降，造成皮膚鬆弛和皺紋的加深。而熟睡則可以使面部皮膚放鬆，於是線條和皺紋得到減輕。還有一些研究證明，激素的濃度因睡眠方式被打亂而波動，並與突然長痤瘡和皮膚極其乾燥有關。

因此，整天處於緊張的工作、激烈的競爭、家庭的壓力之中的女性，睡眠不足不但影響了她們的工作和生活，更影響著她們的容顏，在獲得金錢地位的同時，美貌很快消失，換來的卻是「黃臉婆」與「熊貓眼」。

睡眠不足對肌膚造成的傷害不是簡單地用化妝品就能彌補的。相信大家一定會有這樣的感受，在睡眠不足的第二天，會感到皮膚乾澀，不易上妝，這就是睡眠不足影響肌膚最好的例證。

美麗是女人最重要的財富之一，要長久的美麗，就需要良好的睡眠。做個「睡美人」，充足睡眠是關鍵

13.合理睡眠可減肥

近年來科學家們通過大量研究發現了一種新的「肥胖禍根」，那就是睡眠缺乏。相關研究指出，睡眠缺乏能導致機體出現一系列紊亂。

國外研究顯示睡得少的人容易發胖，總睡眠時間隨體重指數

（BMI）的增加而減少。因為睡眠剝奪會減少一種被稱為「瘦素」的蛋白質類激素，一般這種激素能使食欲下降，缺乏它就會增加食欲而導致體重增加甚至肥胖；同時也會增加另一種刺激食欲的激素。研究還指出，睡眠過少容易導致女性腹部和腰部肥胖，而缺少深度睡眠和少夢也容易導致女性肥胖，出現「水桶腰」。

　　瑞典的研究人員發現，肥胖和睡眠之間存在著多種複雜的聯繫，睡眠時間短，少夢以及缺少深度睡眠都會影響女性體內皮質醇（一種壓力激素）和生長荷爾蒙的分泌，進而導致體重增加和腰腹部肥胖。這一研究和之前已經取得的研究成果結合在一起則說明，普遍的睡眠不足是造成女性肥胖者增多的一個重要因素。因此，一部分減肥無效的女性應當重新審視一下自己是否存在睡眠不足的問題，如果睡眠缺乏應及時補充，否則後果不堪設想。

14.準媽媽的睡眠煩惱

　　懷孕對於女性來說是人生中一個很特別的階段。年輕的孕婦既有即將為人母的幸福和興奮，也有著對未來的擔憂、疑惑和企盼，孕婦理想的睡眠時間每天應至少八個小時，然而一些準媽媽們卻因為一些心理、生理和妊娠反應，出現了失眠的現象，這是這麼回事呢？

　　1.激素水準變化：懷孕期間由於體內激素水準急劇變化，特別是雌激素和黃體酮的不平衡，會導致孕婦情緒不穩、壓力過大，常會憂鬱和失眠。

　　2.尿頻影響睡眠：由於子宮壓迫膀胱，孕婦常發生尿頻，晚上會起床上廁所，從而嚴重影響睡眠品質。

　　3.缺乏微量元素：到了懷孕的中後期，胎兒從母親體內吸收大量的

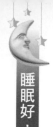

微量元素和營養，導致孕婦體內嚴重缺乏微量元素，特別是體內缺鈣會出現夜間抽筋的現象，從而影響睡眠。另外由於胎位影響呼吸和血液循環，導致夜間難以深睡。

4.飲食習慣的改變：有些孕婦會因為懷孕而改變飲食習慣或結構，如果不能很快適應，會出現失眠等症狀，甚至食物過敏。

5.情緒容易波動：女性懷孕以後情緒往往會波動，有時可能出現激動、焦慮、抑鬱等不良情緒，這些都會影響孕婦的睡眠。

由於孕婦特殊的生理狀況，不宜服用對胎兒和母體有影響的藥物，因此自然療法包括食療往往是容易接受的。

孕婦宜採取左側臥位，可減輕腹主動脈的壓力，既改善孕婦心、肺、肝、腎的血流量，又保證胎盤的血液循環及胎兒供血。適當運動和調整飲食結構，在醫生的指導下補鈣也是很重要的。

對經常失眠者，用蓮子、龍眼、百合配粟米熬粥，有安眠的療效。臨睡前吃一個蘋果，或在床頭放一個切開的柑橘，水果散發出芳香的氣味有鎮靜安神的作用。最後要學會心理調節，精神緊張不僅會導致失眠，還會影響腹中的胎兒，因此放鬆心情、調整心態對準媽媽來說是很重要的。

溫馨提示

為了給胎兒創造一個良好的孕育環境，準媽媽們一定要保證充足的睡眠時間，睡覺時左側臥位，可減輕腹主動脈的壓力，既改善孕婦心、肺、肝、腎的血流量，又能保證胎盤的血液循環及胎兒供血。

15.人到老，睡得少？

　　失眠是困擾老年人的常見問題之一。據研究估計，在65歲以上的老年人中，各種因素導致的失眠可高達64%。常言道：「人到老，睡得少。」一些老人出現失眠、入睡難、多夢、易醒、睡眠不深等情況後都沒怎麼在乎，也覺得理所當然。老年人睡覺少是正常現象嗎？

　　長期以來，人們普遍認為老年人所需要的睡眠時間並不多，每晚5～6小時就可以了，其實這是一個錯誤認知。很多醫學實驗證明，老年人睡眠減少並不符合老年人的生理特點。

　　一般步入老年後，體內各器官的生理功能逐漸衰退，異化作用大於同化作用，體內物質消耗增多，合成減少，體力和免疫力大大下降，容易感到疲勞和易遭受疾病侵襲。在這種情況下，只有保障充足的睡眠，才會使老年人的中樞神經系統得到更好的休息，減少大腦細胞損耗，延緩各部器官的衰老和老化過程，增強同化作用，使體內物質和能量得到最大限度的補充和重新積累。

　　其實老人覺少並不是自然規律，真正健康老人的睡眠時間並不是很少，很多老人每天都能保證有6～7個小時的睡眠。如果發現老人睡眠突然減少，就應當注意是否隱藏疾病危害。老人出現失眠、多夢、易醒等睡眠障礙的原因很複雜，其中獨居、退休等社會因素會導致老人經濟生活發生變化，也會對一些老人造成心理落差等問題，而子女不在身邊、老伴身體不好甚至老伴死亡等，都會加重老人的孤獨鬱悶情緒，因此常常會讓老人徹夜難眠。

　　而除了這些社會因素和心理因素，老年人往往會存在更多的軀體因素，如腰腿疼、高血壓、糖尿病、前列腺疾病等老年人的常見病，都會不同程度地導致睡眠時間減少，老年性癡呆等神經系統的變性病

也容易造成老人睡眠品質不佳，此外由於慢性病需長期服藥而產生一些藥物副作用，也是導致老年人睡眠中斷或嗜睡的重要原因。因此老人覺少的說法並不科學，這可能是老人身體狀況不佳的表現。

有些老人出現失眠問題時，喜歡自行用藥，其實這是一種非常危險的想法和行為，治療睡眠障礙因人而異，每個人的身體狀況大不相同，沒有經過醫生診斷就擅自服藥，很容易發生意外。

一般進入老年，由於機體老化，很多人或多或少都會發生一些疾病，有了疾病就會影響正常生活，如果影響了正常的睡眠不要過分緊張，一定要記住及時去醫院看專科門診，只有瞭解失眠的真正原因，才能有效地治療。如果老人偶爾有睡眠不好的情形，正常情況下，第二天可以用午睡來補充精力，但午睡時間不宜過長，一個小時就夠了。

16.老人貪睡要多注意

人到了中年尤其是老年以後，睡眠時間會明顯減少，有時甚至徹夜難眠。然而，在現實生活中，還存在這樣一些老年人，他們不僅清晨睡不醒，而且在大白天也總是昏昏欲睡，打不起精神。那麼老年人貪睡，好不好呢？

有關研究表明，老人經常睡不醒並非好事，其心臟病的發病機率很大。美國的研究人員發現，白天容易犯睏的老人，尤其是老年女性，較白天精力充沛者更容易罹患心臟病，但研究者也指出，這並不意味著午睡對老年人不重要。

為什麼白天犯睏的老年人更容易罹患心臟病呢？原來，大腦是人體的「司令部」，人體所進行的任何活動都離不開大腦的協調、指揮。由於腦細胞工作量很大，所以需要大量的氧氣及營養物質供應。

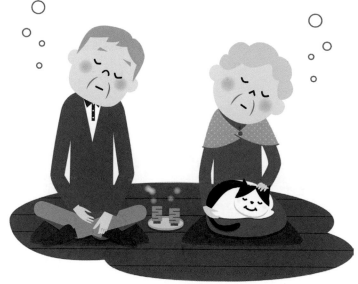

心臟泵出的血液，差不多有1/5供給腦組織使用。在緊張工作時，腦組織對氧和營養物質的需求量更大。可見，大腦新陳代謝功能的正常與否與心臟的功能狀況具有密切關係。當老年人白天總是睡不醒時，要警惕心臟病的危機。

另外，中老年人患腦動脈硬化、腦梗死、腦萎縮、腦血栓形成等各種腦血管疾病，都可導致腦組織暫時性貧血或缺氧而發生病變，影響大腦正常功能的發揮，出現「睡不醒」的現象。因此如果睡眠的節奏開始失常，說明大腦功能衰退，腦的老化改變了睡眠的節奏。

此外，老年人患有慢性腎炎、糖尿病、慢性肝病、甲狀腺功能減退等各種慢性病，由於疾病的影響，體內代謝性有毒物質不能順利排出體外，也會使大腦功能失調，就會出現「睡不醒」的現象。

睡眠問題可作為觀察老人身心健康的視窗，如果睡眠的需要突然增多或減少，都可能提示老人的身體出現了病變，這時應及時去醫院檢查，才能把握較好的治療時間。

17.睡眠與長壽

　　人們都知道，合理運動且營養均衡的人一般都能健康長壽，殊不知長壽的另一必需條件為睡得好。有人也許會問睡和長壽有何關聯呢？美國癌症協會曾經做了一項調查，平均每天睡七八個小時的人壽命最長。與之相比，每晚睡眠時間不足四小時的成年人，死亡率要高出180％；每晚睡十小時以上的成年人，死亡率要高出80％。此外用腦過度、睡眠不足可嚴重降低人類壽命。

　　很多人在大腦疲倦之初，喜歡採用一些使大腦興奮的措施來刺激自己，以便能夠繼續工作或學習，如大量地抽煙、喝濃茶、飲烈酒以及用涼水沖腦袋等。實際上，除非所用的方法和物質確實能夠改善腦細胞的生理過程，促進腦細胞的疲勞修復，否則都是不合適甚至是危險的。因為如果人們常用興奮大腦的方法強迫大腦繼續工作，會加重心理疲勞，同時會加重腦細胞的損傷而導致生命的透支。

　　老年人失眠的防治很重要，以下提供一些對應方法：白天保持一定量的體力活動，常曬曬太陽，去戶外走走，可增加晚上的深睡眠時間；睡眠環境要安靜、整潔，房間要通風透氣；日常生活有規律，堅持運動；下午和晚上不要吸煙、喝濃茶、飲酒等。

　　調節心理因素也很重要。老年人常感孤獨、寂寞，對群體活動失去興趣，這樣會影響自己的情緒。老人們可以積極地參與社區活動，主動與人交流，或者做些力所能及的工作發揮餘熱。在與人交往中，要保持樂觀、寬容的心態。這樣才能做到身心健康，快樂長壽。

　　如果確實出現嚴重失眠，不妨短期使用安眠藥。老年人服藥應注意以下幾點：

　　1.老年人對藥物的吸收和代謝慢，藥物應從小劑量開始，約為正

常劑量的1/3或1/2。

2.大多數鎮靜安眠藥容易成癮，老年人更是如此，因此在治療上應格外注意。

3.老年人常常記性不好，眼花耳背，對於服哪種藥，什麼時候服藥常常搞不清楚，最好由家人代為保管照顧，才不會出現吃錯藥的情形。

運動對失眠是有所幫助的。若每天堅持打太極拳、練氣功、慢跑、倒走等，不僅可強身健體防病治病，而且對失眠多夢、抑鬱寡歡等也有輔助治療作用。

温馨提示

老年人失眠──虛不受補

老年人失眠不宜服用補藥，因為老年失眠患者常伴有神經衰弱，神經系統調節功能下降，而人參、鹿茸、燕窩等大補之物，會增加神經系統的異常興奮，加劇神經系統調節功能的失衡，更容易導致失眠。

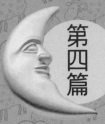

第四篇

飲食與睡眠健康

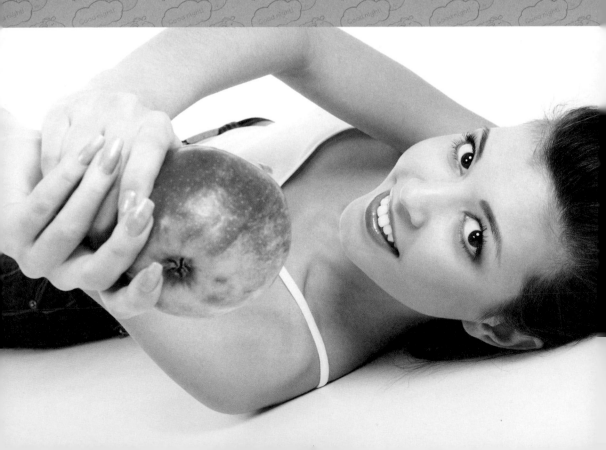

1.酒與睡眠

　　嘉芳今年43歲，擔任會計工作，整天與各種單據、錢幣打交道，有時夜間還加班，前一段時間她經常失眠。後來她對付失眠的辦法就是每晚喝一小杯葡萄酒。據她說，喝酒後感到心情舒暢，精神放鬆，上床一睡很快就能進入夢鄉。

　　人類釀酒歷史悠久，小酌美酒有溫補血脈，擴張血管，改善大腦及全身血液循環的作用。酒精是中樞神經抑制劑，少量的酒精有助睡眠，而大量飲酒會使神經中樞「脫抑制」，反而影響睡眠。適量飲酒後，會對中樞神經系統產生輕微興奮作用，表現心情舒暢，精神放鬆；攝入較多時就會出現小腦功能失控，表現言語不清、行走搖晃，同時會出現一些大腦功能失調的變化，如易激動、易發脾氣、傷人毀物、駕車者易出車禍等；如果失控後再喝就會進入抑制狀態：人昏沉沉進入夢鄉，有的會昏迷不醒，甚至危及生命。

　　長期大量飲酒則會引起酒精依賴性睡眠障礙，輕者引起入睡困難，嚴重者頭痛、易醒、出汗、口乾及睡眠維持障礙，如果這時突然停止飲酒可產生嚴重失眠、震顫譫妄等。

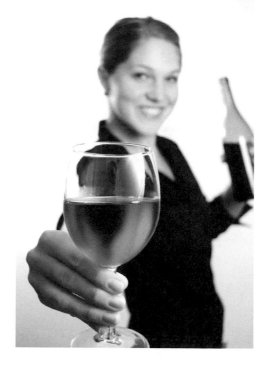

葡萄酒中含有多種氨基酸、礦物質和維生素等，能直接被人體吸收。因此葡萄酒對維持和調節人體的生理功能有良好作用，尤其對老年人、身體虛弱及患有睡眠障礙者的效果更好。

2.喝茶與睡眠

　　小王今年38歲，是一名企業高階主管，每天要處理許多繁雜的事務。他愛喝茶已經10多年了，且現在必須喝濃茶才覺得過癮，晚上睡覺要靠吃安眠藥才能入睡，他感到很痛苦卻又很無奈。

　　茶是一種刺激性飲料。所謂刺激性飲料主要是指對大腦有興奮作用的飲料，常見的刺激性飲料還有咖啡和可可等。茶中含有咖啡因，一杯茶中咖啡因含量約為30～100毫克。咖啡因是一種興奮大腦皮層的物質，使人提高注意力，增強記憶，思路加快，工作學習效率明顯提高。大量服用會因過度興奮而失眠。

　　研究表明，一般每人每天咖啡因最大攝入量不能超過200毫克，如果超過此劑量，有可能造成咖啡因過量中毒的危險。咖啡因急性中毒的主要表現為：煩躁不安、易被激怒、好發脾氣、話多、易衝動、失眠、面色潮紅、多尿、胃腸道不適、心動過速、肌肉顫抖等，這需要急診處理。

　　另外，咖啡因還存在一個更嚴重的問題，即長期濫用會引起成癮。不少人習慣飲用大量濃茶和咖啡，一旦停止飲用，就會變得疲乏無力、注意力不集中、腦力遲鈍、記憶力差、工作和學習效率下降，感到頭痛、頭暈等，非常難受，一般需要1周左右症狀才能緩解。

茶葉具有藥理作用的主要成分是茶多酚、咖啡因、脂多糖等。茶葉不僅具有提神清心、清熱解暑、消食化痰、去膩減肥、清心除煩、解毒醒酒、生津止渴、降火明目、止痢除濕等藥理作用，還對現代疾病，如輻射病、心腦血管病、癌症等疾病，有一定的藥理功效。

3.吸煙，健康睡眠的殺手

李先生今年56歲，煙齡38年。他現在每天要抽一包半的香煙，夜間經常劇烈地咳嗽，從而影響睡眠。

很多吸煙者信奉「飯後一支煙，快樂似神仙」，也有人喜歡夜間邊工作邊吸煙，他們享受吸煙給他們帶來的當時良好的感覺狀態，但他們漠視吸煙對睡眠存在的潛在危害。有研究發現，吸煙者晚間入睡時間較不吸煙者會延長18.8分鐘，而在戒煙5天後，夜間睡眠時間則會延長45.6分鐘，由此推斷吸煙會影響睡眠。

那麼吸煙是如何影響睡眠的呢？原來各種煙草都含有尼古丁，小劑量尼古丁有輕度的鎮靜和放鬆作用，但高濃度尼古丁的作用類似於咖啡因而具有興奮作用，可增加腎上腺素的釋放，興奮中樞神經系統，使人難以入睡。

另外由於煙對呼吸道的刺激，使呼吸道黏膜受損，造成炎症、水腫、分泌物增加，常可引起夜間的劇烈咳嗽，使夜間呼吸困難或咳醒，從而影響睡眠。長期吸煙者，易患慢性支氣管炎、肺氣腫、肺心病，導致咳嗽、咳痰、哮喘、呼吸困難，夜間躺下後更加明顯，會加重失眠而影響睡眠。

4.要想睡得好，飯吃七分飽

　　飲食是生命體與環境溝通的一種重要方式，人體通過合理的飲食量和飲食結構，從環境中獲得維持機體運轉的各類營養物質。而當飲食量和結構不合理時，人體的運轉就會發生異常，就會出現代謝問題以及睡眠障礙。

　　有人會問：「晚飯吃多少才好？」一般來講過多或過少都不利於睡眠。中醫理論認為：「飲食過度，食不消化，鬱而化火，熱擾心神。」

　　晚飯吃得過多，所供給的熱量超過全日膳食總熱量的30%，增加了胃腸負擔，大量豐富的飲食中富含過量的高蛋白、高脂肪、高碳水化合物及調味品等，均會對睡眠造成不同的影響，容易導致在床上輾轉反側，難以入睡。晚飯宜少而精，但不可不吃，過少時人依然會入睡困難。

　　有人也許會問：「飲食過少為什麼也會睡不著呢？」因為胃排空後會形成「饑餓狀態」，而饑餓時所產生的不適感會上傳至大腦，此外，饑餓時血糖降低，血糖降低的信號會傳至腦部，從而引起入睡困難。現在有些人過度節食以保持身材，同樣也會出現入睡困難，甚至失眠，最終會嚴重影響身體健康和工作學習。

溫馨提示

　　晚飯吃慢點。大腦接受胃部傳達的飽脹資訊大約需要30分鐘時間，因此吃得慢些所攝入的食物將比平時少。多吃蔬菜、水果，這些食物可以填飽肚子，因為它們佔用了更多的胃部空間。

5.要想好睡眠，煮粥加白蓮

民間有驗方：將蓮子煮熟，除殼磨成粉，每次與米一同煮粥食用，對睡眠有幫助，可治失眠、多夢。

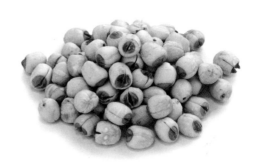

白蓮蓮子顆大粒圓，皮薄肉厚，精心加工後的蓮子呈橢圓形，粒大飽滿，潔白圓潤，味美鮮甘，香醇爽心。兼有清香甜潤、微甘而鮮的風味，既可做糕點配料，也可將蓮子煮熟，除殼磨成粉，與米一同煮粥食用，或者拌銀耳、薏米加冰糖，清燉成色白味甘的蓮子湯。

蓮子的營養價值高，是一種人人喜愛的高級滋補食品，久食可強身健神，延年益壽。蓮子除煮食外，還可做罐頭、點心、清涼飲料等，也是製作葡萄糖不可缺少的原料，並能入藥。

蓮子羹

原料：乾蓮子250克、西米100克、水適量、白糖適量。

製作：

1.將去衣去心的乾蓮子用水沖洗乾淨，再放入蒸鍋內，隔水蒸至蓮子酥軟，取出。

2.於沸水內加入沖洗乾淨的西米，煮數分鐘取出，用冷水浸泡1小時至西米呈透明狀，取出，將西米加適量水加熱煮沸，改用文火煮至西米粒酥熟。

3.將蒸酥的蓮子加入西米粥中，加白糖，邊攪勻邊加熱煮沸。

4.晾涼食用，或晾涼放入冰箱內冷涼後食用。

6.睡前一杯奶，好睡自然來

　　小麗是個上班族，經常睡不著，為了睡好覺，她甚至接受過安定類藥物的治療，但是現在她養成了習慣，睡前喝一杯熱牛奶，結果睡眠不再成為問題，每天上床後很快就能進入夢鄉。

　　牛奶中含有人體所需多種營養物質，如蛋白質、脂肪、碳水化合物，鈣、鐵、鋅、硒等微量元素含量也極豐富，還有維生素A、B等。牛奶為何有助睡眠，主要有以下三個方面：

　　1.喝牛奶可補鈣：晚餐攝入的鈣，在睡前大部分已被人體吸收利用。零點以後血液中鈣的水準會逐漸降低，為了維持血鈣的平衡，人體的甲狀旁腺分泌亢進，激素作用於骨組織，使骨組織中的一部分鈣鹽溶解入血液中。此種溶解作用是人體的自我調節功能，時間長了，會成為骨質疏鬆症的原因之一。而晚睡前喝牛奶，牛奶中的鈣可緩慢地被人體吸收，整個晚上血鈣都得到了補充、維持平衡，不必再溶解骨中的鈣，可防止骨鈣流失。

　　2.含有色氨酸可促睡：牛奶中的蛋白質經過胃和小腸的分解後可形成色氨酸，色氨酸是體內合成血清素的主要物質，血清素能使大腦皮層思維活動受到暫時的抑制，往往只需要一杯牛奶就可使人較好地入睡。

　　3.類似苯甲二氮的助眠作用：牛奶中還含有苯甲二氮等類似鎮靜作用的天然嗎啡類物質。牛奶最好在臨睡前半小時飲用，喝的時候最好配上幾塊餅乾。苯甲二氮可有鎮靜安神的作用。

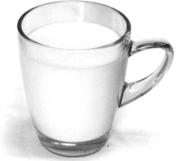

7.天天吃蘋果，失眠不擾我

蘋果素有「全方位健康水果」
的美譽。中醫認為蘋果有生津潤肺，
除煩解暑，開胃醒酒、補腦養血，安
眠養神的作用，因此，對心脾兩虛、
陰虛火旺、肝膽不和或腸胃不和等所
致的失眠症均有一定的功效。

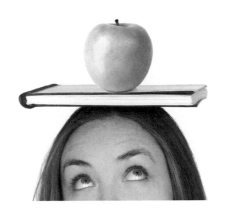

蘋果中含有豐富的維生素B_1、
維生素B_2、維生素C及胡蘿蔔素、煙
酸；還含有糖類、脂肪、蛋白質、鉀、鈣、鐵、鋅、蘋果酸等，其中
鋅是構成與記憶息息相關的核酸和蛋白質必不可少的元素，可增強記
憶力，可改善失眠健忘的症狀。

蘋果中還含有色胺酸，色胺酸在體內可轉換成血清素，對改善失
眠有很好的治療作用。有人喜歡在汽車裡、臥室裡放一些蘋果香薰，
因為吸入蘋果的香味，會使人神清氣爽，白天可振奮精神，晚上有鎮
靜安神的作用。

另外蘋果中含有的蘋果酸和酒石酸，有助消化、降低膽固醇的功
能，可使腎臟排除體內多餘水分和毒素。

8.大補加特補，睡眠很痛苦

很多人進補陷入了誤區，認為人人都需要進補，這種觀念是不正
確的。中醫講究「虛則補之」，是針對「虛」而言的，只有人「虛」
時才需進補，體不「虛」者只要將一日三餐按時按質吃好就行了，不

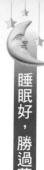

必特意進補，否則會適得其反。

　　進補時還應該分清是陰虛、陽虛、氣虛、血虛，是心肝脾肺腎哪一種虛，還是幾部分同虛。這幾種虛症可能單獨出現，也可能兩種或幾種相繼出現，所以在進補時必須謹慎，根據症狀的不同來量身進補。此外，不同的季節進補也不同，因此中醫有「春夏養陽秋冬養陰」之說。否則，只講究一味地進補，不但會影響睡眠，也會損害健康。

9.晚餐需合理，睡眠更增益

　　合理的飲食不僅能保持身體健康、延年益壽，也具有防病治病和促進睡眠的作用，但隨著生活節奏加快，現今大多數人晚餐幾乎成了一天的正餐。其實，這是極不符合科學養生之道的。那麼，晚餐究竟該怎樣吃呢？

　　首先，晚餐要少吃。與早餐、中餐相比，晚餐宜少吃。一般要求晚餐所供給的熱量以不超過全日膳食總熱量的30％為宜。如果晚餐吃得過飽，增加了胃腸負擔，容易導致在床上輾轉反側，難以入睡。晚飯宜少而精，但不可不吃。

　　其次，晚餐要素吃。晚餐一定要偏素，以富含碳水化合物的食物為主，尤其應多攝入一些新鮮蔬菜，儘量減少過多蛋白質、脂肪類食物的攝入，少食肥甘厚味及辛辣食品。但在現實生活中，大多數家庭晚餐非常豐盛，這樣對健康和睡眠不利。攝入蛋白質過多，人體吸收不了就會滯留在腸道中，產生氨、吲哚、硫化氨等有毒物質，刺激腸壁誘發癌症。若脂肪吃得太多，可使血脂升高。大量的臨床醫學研究證實，晚餐經常進食葷食的人比經常進食素食的人血脂一般要高3～4倍，而患高血脂、高血壓的人如果晚餐經常進食葷食無異於火上

澆油。如果晚餐攝入較多的葷食,可以在進餐後適當活動一下,如散步、做家務等,促進食物的消化吸收。

最後,晚餐要早吃。進晚餐的時間和上床就寢時間安排是否合理,與能否安靜舒適地入睡關係密切。一般認為,晚飯應在睡前4小時左右。

至於晚餐吃什麼好?按照東方人的飲食習慣,晚餐可選擇麵條、米粥、鮮玉米、豆類、素餡包子、水果拼盤等。偶爾在進餐的同時飲用一小杯加飯酒或紅酒也很好。還要注意食物搭配,包括粗與細、乾與稀、葷與素、冷與熱等的均衡。最好配上一份水果、一份肉類或豆製品,補充蛋白質、維生素和纖維素。

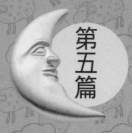

第五篇

環境與睡眠健康

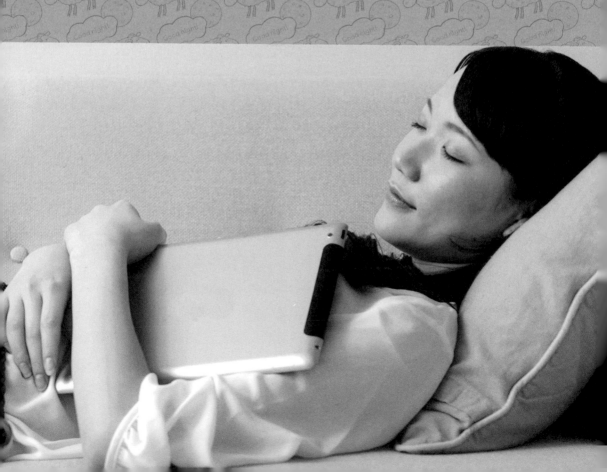

1.臥室並非愈大愈好

臥室是我們休息的主要場所，臥室佈置得好壞，直接影響到我們的生活、工作和學習。一個安靜、溫馨的臥室會對我們的睡眠有極大的幫助。

臥室並非越大越好。在不影響使用的情況下，睡眠空間越小越使人感到親切與安全，這是人們普遍存在著私密性心理所造成的。因此蝸居雖小，卻能使我們安穩入眠。

臥室最好朝南或朝西南方向。這樣陽光充足，空氣流通。臥室的牆壁色彩也很重要，以淡藍、淺綠、白色為佳，人們在這樣的環境中會感覺寧靜、幽雅、舒適。同時窗簾、壁畫、床罩及被褥等也應配以淡綠或淡藍色，在這溫馨的「蝸居」裡，我們會很快「輕鬆入夢」。

臥室的床下不要隨意堆積雜物，因為床下往往陰暗不透氣，堆砌的雜物會受潮發黴和滋生細菌，同時床下也是衛生死角，不易打掃。從中醫學上來講，瘴氣會影響個人氣場，長期吸入會做噩夢，影響睡眠。

常開窗透氣。只要不是雨霧天氣就應多開窗換氣，讓陽光照進臥室，使室內污濁的空氣和室外新鮮空氣對流，有利於身心健康。

巧選窗簾。厚厚的窗簾可以阻隔外面的光線和雜訊，使我們免受外界的干擾，保有個人的私密性和安全感。另外，窗簾的顏色應與牆壁和寢具的顏色相協調，努力創造溫馨浪漫恬靜的感覺，為良好的睡眠提供條件。

臥室功能要單一。臥室只是睡覺的地方，要給自己營造一個純粹的睡眠環境，最好不要將手機、筆電、公文等帶入臥室。臨睡前長時間看電視也不是好習慣，這會使人精神興奮，難以入眠。進了臥室，就該讓自己進入一個準備睡眠的狀態中。

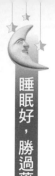

只要精心打理好你的臥室，相信你一定會在溫馨、典雅、寧靜的環境中進入甜蜜的夢鄉。

2.寢具也會影響睡眠

良好的睡眠除了受生理、心理、生物節律等人體自身因素影響外，環境和氣候等條件也會影響我們的睡眠。適宜的睡眠環境可以大大改善人體睡眠的舒適性，使人體迅速進入深睡眠狀態，從而有效地提高睡眠品質。

睡眠環境主要包括睡眠大環境和睡眠微環境。睡眠大環境包括居室空間、空氣品質、聲音、溫度、濕度、光線、通風、氣味、顏色等。除了這些，睡眠的微環境也越來越受到人們的關注。

睡眠的微環境包括睡眠時我們所需要的床、被褥、床墊、枕頭等。好的寢具有助快速入眠，有效改善並提高睡眠品質，確保隔天能有充沛的精力投入新的任務。

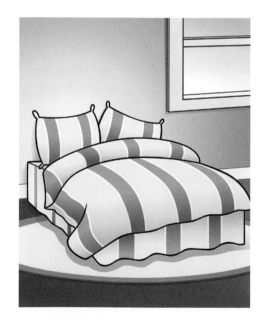

1.舒適的床：床的種類很多，對床的選擇是個性化的，不能僅從審美的角度去挑選，要充分考慮床的長度和寬度，長度以超過人體長度30～50公分為宜，也就是2～2.3公尺較為合適。現在標準的單人床和雙人床一般的寬度為1.2公尺和

1.8公尺。床體是否平整，是否有良好的支撐和舒適性也很重要。床的高度應與膝蓋平，一般在0.4～0.5公尺。床位過高，容易使人產生緊張而影響睡眠；床位過低，則易受潮濕的影響，引起關節炎等病症。床頭宜實不宜虛，床頭應該靠牆，不可靠窗。床如果不靠牆的話，床頭必須有床頭板，令頭部不至於懸空。床不可對著門，以免被人一覽無遺，毫無私密性和安全感，同時也會影響到休息。

2.合適的床墊：好床墊有兩個標準，一是人無論處於哪種睡眠姿勢，脊柱都能保持平直舒展；二是壓強均等，人躺在上面全身能夠得到充分的放鬆。床墊的材料要足夠厚、軟硬適中、彈力十足、透氣性良好。過軟的床墊支撐力度不夠，身體陷入床墊中，會造成腰背部肌肉緊張、酸痛。過硬的床墊會使腰部處於懸空狀態，脊椎無法維持正常的生理弧度，肩膀和臀部就會受到擠壓，從而影響睡眠。

3.鬆軟的枕頭：枕頭的高低要合適，有人認為「高枕」可以「無憂」，其實這是錯誤的。枕頭太高，會使頸部壓力過大，易引起頸部酸痛、頭部缺氧、頭痛、頭暈、耳鳴及失眠等神經衰弱的症狀，並容易發生骨質增生。若枕頭太低，頸部不但無法放鬆，反而使椎體前方的肌肉和韌帶過度緊張，時間長了會出現疲勞，甚至引起慢性損傷，加速退行性病變。因此在選擇枕頭時，高度以8～10公分為宜，男性可適當再增加2公分。枕頭的硬度也很重要，一般應選用軟硬適中。枕芯應有較好的柔軟感和彈性，還要注意其透氣性、防潮性、吸濕性等。

4.輕暖的被褥：人在睡眠時，大部分大腦皮層和中樞神經系統處於休眠抑制狀態，對外界溫度變化反應較低，體溫調節能力處於較低水準，因此溫暖舒適的被褥是很重要的。材質以天然棉織品為宜，因為棉織品溫暖透氣，吸汗吸濕性強，輕重適中。在不同的季節最好準備幾套不同材質的被褥。被子應常洗、常曬，以保持乾淨、鬆軟和溫暖。

被子還要儘量輕一些，保溫性能好，不要給身體增加負擔。由於怕冷而蓋厚厚的被子，可能會導致血液循環不暢，誘發心臟病和腦血管疾病。因此在寒冷的夜晚最好採用室內供暖設備而不是使用厚厚的被子。同時應注意室內溫度不要過低。

合適的床、被褥、床墊、枕頭等都是我們睡眠的必需品，要想擁有一個良好的睡眠，這些寢具都馬虎不得。

3.白天陽光足，晚上睡得熟

古人「日出而作，日落而息」，到了近代，電燈、電視、電話、汽車、網路等相繼問世，人們的距離拉近了，夜生活越來越豐富，而睡眠時間卻在縮短，失眠也就不請自來了。

然而有一類體力勞動者，像是農民、建築工人、裝卸工人等，他們卻很少患上失眠症，他們嚴格遵守著「日出而作，日落而息」的作息規律，晚上常常是剛剛躺下就能入睡，而且睡得很深很熟，睡眠品質很高。這是為什麼呢？除了辛勤勞作外，經常接觸陽光也是重要的因素之一。

在人的大腦內有一種叫「松果體」的腺體，它能合成、分泌多種激素和肽類物質，並且有著很強的晝夜節律，受光線強度的調節。白天分泌5-羥色胺，夜裡分泌褪黑激素。而正是這個褪黑激素與我們的睡眠有很大的關係。褪黑素有縮短入睡時間，延長深睡眠時間，調整睡眠結構，改善睡眠品質，明顯減少夜間醒來次數的作用。

褪黑素只有在黑夜或昏暗之中才能分泌，而白天則分泌較少，在強光照射下則完全不分泌。換句話說，白天多出來曬曬太陽，使松果體的分泌功能完全被抑制，到了夜晚，這種分泌功能就會反彈，使褪

黑素分泌增加。此種褪黑素分泌得越多，人受到的抑制也越多，可使人很快進入睡眠狀態，提高睡眠品質。

如果白天日照時間少，強度弱，褪黑素也會少量分泌，導致白天時心情容易低沉消極，精神萎靡不振，甚至內分泌紊亂，注意力不集中，心煩意亂，從而晚上出現失眠多夢等症狀。因此白天多曬太陽可說是治療失眠症最經濟、最方便的方法。

另外，褪黑素還有促進生長的作用。經研究發現，褪黑激素分泌的最高峰出現在6歲左右。青春期時，體內褪黑激素的濃度開始下降，隨著年齡增長，褪黑激素濃度持續滑落。這就是小孩子睡眠多、生長快的因素之一。

那麼，每天要照射多長時間的陽光合適呢？冬季嚴寒，曬太陽的時間可多一些，每天可曬兩個小時以上。春、秋兩季曬太陽的時間可靈活掌握，每天1個小時左右。夏季炎熱，酷暑難當，曬太陽的時間不宜過久，但每天至少應曬半個小時。

由於松果體分泌褪黑素是受光線影響的，因此白天應多曬太陽，而夜晚則應避免光線的照射。晚上睡覺時最好不要開著燈，這一點對小孩特別重要。因為開著燈不僅影響小孩的睡眠，而且褪黑素分泌減少還會影響孩子的生長發育。

對於一個習慣在黑暗臥室裡睡眠的人，尤其是神經衰弱患者，即使有一點光線透入也會睡不著的。要想獲得較好的睡眠品質，不妨試試帶上眼罩。另外在臥室的窗戶安裝百葉窗，或是遮光好的窗簾，避免清晨光線的干擾，可有效改善早醒症狀。

走出去，多曬曬太陽，這樣讓您輕鬆就能得到一個高品質的睡眠。

4.周圍雜訊小，夜晚睡得好

安靜的環境是睡眠的必要條件，雜訊對人的睡眠產生很大影響，然而早期睡眠實驗表明，在絕對沉寂無聲的房間裡反而會對睡眠產生不利影響，其實有少許背景雜訊是有助於睡眠的。

每個人對雜訊的敏感程度不同，因而對雜訊的耐受程度也因人而異，且有著明顯的個體差異。比如在嘈雜的公車或地鐵上，有人可以靜靜地看書，而不受周圍環境影響；而一個反復失眠的人對輕微的腳步聲、關門聲都會有很大的反應。

聲音對睡眠的影響，其實與個人睡眠的深度、對睡眠的滿足程度和聲音的特別含義有關。一般來說，人處於深睡眠期是很難被喚醒的，而處於淺睡眠期則相對較容易被喚醒。同樣，在睡眠沒有得到滿足，人體感到特別疲勞時也是很難被喚醒的。相反，經過一段長時間的睡眠，睡眠的需要得到基本滿足，或人即將自然醒來之前，輕聲的呼喚就可將人喚醒。

有時候聲音是有特別含義的。人能聽到輕聲呼喚自己名字的聲音，即使聲音小到只有15分貝（相當於耳語聲），而15分貝單調而有節奏的嗡嗡聲反而使人昏昏欲睡。大多數母親對同睡一室嬰兒發出的哪怕是最小的呢喃聲也會驚醒，而對其丈夫的如雷鼾聲卻置若罔聞。

另外大自然的聲音，如山泉、溪流的叮咚聲，清晨森林裡的鳥鳴聲，秋風春雨聲，都會給人一種清新、寧靜的感覺，對睡眠是有幫助的。一些輕音樂如《催眠曲》、《搖籃曲》，可使大腦處於放鬆催眠的狀態，讓人昏昏欲睡。

不妨找到合適自己的曲子，臨睡前聽上一段，或許不用多久就會枕著輕鬆的音樂靜靜地入眠。

知識鏈結

在胎兒期，聽神經是較早發育的神經器官之一。因此胎教音樂大受孕媽媽的歡迎，常聽胎教音樂可使胎兒在子宮裡安靜。您可曾知道，嬰兒出生以後，聽到熟悉的同一首曲子，也會得到撫慰，有利於嬰兒的睡眠。

5.溫度濕度剛剛好，春眠不覺曉

春天時我們感到特別困，容易產生睡意，睡覺時也會特別深、特別沉，民間有「春困」一說，這是為什麼呢？其實對睡眠來說，春季的氣溫和濕度是最適宜的。

臥室裡的溫度根據季節不同會有明顯的變化，不過據美國睡眠研究中心的研究表明，冬季室溫在17.2～21.7℃，夏天室溫在18.9～23.9℃時，人體感到最舒適，此時的睡眠品質是最好的。臥室溫度低於16℃，人體容易覺得冷而轉醒，許多人都有半夜或凌晨凍醒的經歷。而室溫高於26℃，人體又會覺得熱，翻身等動作的次數會增加，不容易進入深度睡眠狀態。

臥室的濕度也很重要，一般來說50%～60%的相對濕度是最適宜的。尤其在冬天我們使用空調或其他取暖設備時，會覺得特別乾燥，不但影響、干擾我們的睡眠，甚至會導致感冒等疾病的發生。因此在取暖器上加一塊濕毛巾或安裝一台加濕器是很有必要的。

進一步的研究表明，人體局部溫度為32℃左右、相對濕度50%、氣流速度25cm/s的睡眠微環境最為標準，也令人感到最為舒適，能有效延長深度睡眠的時間。也就是說我們的被窩溫度為32℃是最合適的。溫度過高會導致人體出汗，造成身體水分流失。而溫度過低同樣

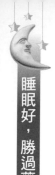

會干擾睡眠品質，需要機體產熱來維持體溫，以至於不能進入深睡眠狀態。人體在熟睡時，副交感神經處於抑制狀態，體溫較清醒時要低2℃左右，且基本保持恆定，所以需要一個溫暖的被窩來保持溫度。因此一個軟硬適度，蓬鬆度、透氣性良好的被褥對我們的睡眠會有很大的幫助。

為了確保臥床以後能迅速入眠，我們可以採取以下的措施：

1.在臥室中安裝空調和加濕器以保證合適的溫度和濕度。

2.天冷上床前使用電熱毯將被窩的溫度提高到32℃左右，但不宜太高，否則會引起出汗反而會影響睡眠。

3.睡前用熱水泡腳約10分鐘，可有促進血液循環的作用，縮短上床後身體和被窩熱交換的時間。

4.選擇軟硬適中的床墊，使自己處於一個舒適的伸展狀態。

5.厚薄適中的被子也很重要，一般以3公斤為宜，太厚會壓迫胸部，導致肺活量減少，會做噩夢；太薄則起不到保暖的作用。

6.舒服睡眠，睡姿做主

唐代醫學家孫思邈所著《千金要方·道林養性》中記載：「屈膝側臥，益人氣力，勝正偃臥。」意即提倡側臥，那麼左側臥還是右側臥更好呢？

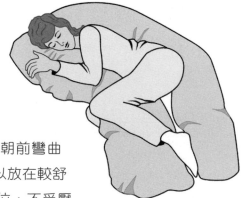

一般認為右側臥位，使脊柱朝前彎曲猶如一張弓，微曲雙腿，四肢可以放在較舒適的位置上。這樣，心臟處於高位，不受壓

迫；肝臟處於低位，血供較好，有利於新陳代謝；胃內食物借重力作用，朝十二指腸方向推進，可促進消化吸收。因此人最好的臥姿應該是右側臥。

但並不是所有的人都適合右側臥位。如孕婦最好是左側臥睡眠，否則會使子宮向右旋轉，壓迫腹部的下腔靜脈，影響血液回流和循環，不利於胎兒的發育和分娩。有肺部和胸膜疾病的患者最好採「患側臥位」，這樣既不妨礙健側肺的呼吸，又能使患側肺得到一定程度的休息，有利於入睡和對疾病的治療。

也有人喜歡仰臥位睡眠，它的優點是不壓迫身體臟腑器官，但最大的缺點是容易導致舌根下墜，阻塞呼吸。對打鼾和有呼吸道疾病的人尤其應該避免。仰臥時手會不自覺地放在胸前，使心肺受壓，容易做噩夢。

有少部分人喜歡俯臥，採用這種睡姿的人睡覺時會感到安全，也有助於口腔異物的排出。同時俯臥位對有腰椎病的人也有益處。但俯臥時，全身大部分重量都壓在肋骨和腹部上，使胸部和橫膈膜受壓，影響呼吸，加重心臟負荷。另外俯臥時，頸部向側面扭轉，長此以往會造成頸肌勞損。

其實對一個健康人來說，不必過分計較自己的睡姿。我們不可能保持一個固定不變的睡姿直到天明，絕大多數人在一整夜的睡眠中會反轉很多次，不斷變換著睡覺的姿勢，以減輕身體的疲勞和恢復體力。

7.睡午覺，別趴下

吃過午飯，我們常常會打幾個哈欠，並感到絲絲睡意。這並不是我們懶散，而是由於我們體內的生理時鐘在起作用。午睡恰恰就是在

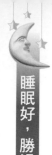

保護人體的這種正常的生物節律。

　　大腦感到疲勞時就會在白天發出「我想睡一會兒了」的資訊。白天人腦中的「睡眠因數」往往被繁忙的工作、緊張的情緒所抑制，所以白天並不感到疲乏，然而一旦外界的興奮刺激減弱或消失，睡眠就會向我們襲來。這便是人們為什麼要午睡和老年人為何白天要打幾個盹的原因。

　　正確的午睡應注意以下幾點：

　　1.午飯後不宜馬上午睡：馬上午睡會影響胃腸道的消化，不利於食物的吸收，久而久之可能患上腸胃疾病。應當在午飯後稍微活動一下（約15～20分鐘），再去午睡會達到最佳效果。

　　2.不宜坐著或伏案入睡：中午睡覺時間很短暫，有人由於找不著合適的地方就坐著或趴在辦公桌上睡，這是很不好的習慣。由於睡眠時人體處於放鬆狀態，血液循環減慢，如果坐著入睡，供給大腦的血液會減少，醒後會出現頭昏、眼花、乏力等一系列大腦缺血缺氧症狀。伏案入睡的人醒後會出現暫時性視力模糊，長此以往會導致眼壓過高、視力受損。

　　3.午睡時間不宜太長：一般來說午睡時間為半小時至一小時，午睡時間過長會加深睡眠對大腦的抑制作用，使人感到極不舒服，更加困倦，頭腦沉重，渾身乏力，反應遲鈍等。這對下午的工作是不利的，且會影響晚上的睡眠，造成惡性循環。

　　4.儘量找一個安靜的地方：找一個聲音干擾小，光線不太強的地方，或者乾脆戴上眼罩睡，使自己免受打擾。戴眼鏡或者佩戴隱形眼鏡者可以摘下眼鏡，否則會引起眼睛酸澀疼痛。

　　5.醒後不宜馬上活動：午覺醒後由於身體尚處在放鬆狀態，不宜馬上劇烈活動，應該稍微躺3～5分鐘，起床洗洗臉，輕微活動一下，

喝口熱茶，有助恢復到正常的工作狀態。

如果實在睡不著也不要緊，只要放鬆心情，閉目養神，使大腦休息30分鐘左右就可以了，不必刻意追求中午一定要睡好。如果您有時間又有條件的話，請儘量養成午睡的好習慣。

知識鏈結

國內外的各種研究表明，人體腦細胞的興奮時間一般可持續4～5小時，隨後便會轉入抑制狀態。我們在午飯後，肝臟和小腸的血液供應明顯增多，大腦的血液供應則相應減少，從而導致大腦的氧氣和營養物質也有所下降，於是人體的生理時鐘出現一次睡眠節律，使人產生精神不振、昏昏欲睡的感覺。而此時身體需要進行短時間的調整，以消除疲勞，恢復體力，穩定和平衡神經系統功能。

英國科學家研究了午睡的長遠效果及其對心臟病的影響後發現，堅持午睡半小時至一小時能使心臟冠狀動脈得到充分的休息，可使冠心病的發病率減少約30%。地中海各國冠心病發病率較低與午睡習慣是分不開的。而北歐、北美等國家冠心病發病率高，缺乏午睡習慣也是原因之一。

8.「春困」不是病

春天伊始，大地解凍，萬物復甦，呈現出一派生機盎然的景象，然而這卻是人最容易犯睏的季節。在嚴寒的冬季，受低溫的影響，皮膚汗腺收縮，以減少體內熱量的散發，保持體溫恆定。

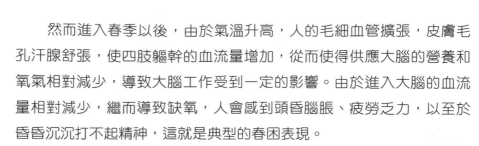

　　然而進入春季以後，由於氣溫升高，人的毛細血管擴張，皮膚毛孔汗腺舒張，使四肢軀幹的血流量增加，從而使得供應大腦的營養和氧氣相對減少，導致大腦工作受到一定的影響。由於進入大腦的血流量相對減少，繼而導致缺氧，人會感到頭昏腦脹、疲勞乏力，以至於昏昏沉沉打不起精神，這就是典型的春困表現。

　　有心腦血管疾病的人由於血管彈性較差，血液黏稠度較高，血液循環不佳，往往是春困的高發人群。還有上班族，由於長期缺乏運動，曬太陽的時間少，加之長時間待在冷氣房、室內空氣污濁，也特別容易受到春困的「騷擾」。久而久之導致精神疲憊、精神萎靡，影響工作效率，甚至影響日常生活。

　　那麼如何防止春困呢？應從以下幾個方面注意調節：

　　1.睡眠調節：俗語說早睡早起精神好，春天保證一定的睡眠時間，可減少白天的困倦現象。每天保證8小時的充足睡眠，如有必要，中午可適當小憩，以確保一整天精力充沛。

　　2.增強運動：對於常坐辦公室的人來說，春困嚴重影響了工作效率，因此每工作一小時應站起來活動活動，伸伸手臂彎彎腰，做做伸展運動，或者到室外呼吸新鮮空氣，這些對春困都能有預防作用。另外早晚散步、慢跑、做操、打拳都是很好的運動。節假日和朋友一起去郊遊、爬山也有助改善機體功能，使身體儘快適應氣候的變化。

　　3.注意飲食：現代醫學研究表明，春困與人體蛋白質缺少、機體處於偏酸環境和維生素攝入不足有關。因此增加蛋白質的攝入，飲食中適當添加魚類、雞蛋、牛奶、豆製品、豬肝、雞肉、花生等食物，以保證人體優質蛋白質的需要。多食蔬菜和水果，能改善機體的偏酸環境，如胡蘿蔔、白菜、菠菜、薺菜、香椿、韭菜、黃瓜等蔬菜和蘋果、蘿蔔、番茄、香蕉、橘子、草莓、葡萄等水果，這些瓜果蔬菜不

但能增加維生素的攝入，而且能使人體經常處於酸鹼平衡狀態。

4.常開窗多喝水：常開窗透氣或在庭院中漫步，讓身體沐浴在春光之中，呼吸新鮮空氣，以順應春天氣溫漸增的自然變化，能夠有效克服春困，讓機體充滿活力。水是生命之源，是人體中最不可或缺的物質，水可以輸送養分到身體的每個細胞，並且輸出廢物到肺、腎再排出體外。水還有調節體溫的作用。

春困不是病，積極防治更重要。

9.告別「夏打盹」

「夏打盹」在醫學上稱之為「夏季倦怠症」。由於夏季氣溫升高後，人體皮膚毛細血管擴張，皮膚及內臟的血流量增大，從而使得供應大腦的血流量相對減少，我們的大腦會自動進行保護性調整，降低興奮性，導致腦組織的自我抑制，從而產生睏意。

另一方面，夏天人體的新陳代謝加快，耗氧量加大，大腦一時無法調節對氧的依賴性，結果出現人體功能暫時不能適應環境而感到困乏疲倦的現象。夏天人體新陳代謝加快，能量消耗增大，加之因胃口不佳而攝入減少，營養就相對不足，從而導致機體的倦怠，這也是「夏打盹」的因素之一。

「夏打盹」與體內缺鉀也有一定的關係。現代醫學研究表明，由於夏季炎熱，溫度過高，使得人體出汗較多，鉀隨著汗液大量排出，又得不到及時補充，容易導致人們倦怠疲勞、精神不振。鉀是人體不可缺少的元素，其作用主要是維持神經、肌肉的正常功能。因此，人體一旦缺鉀，不僅精力和體力下降，而且耐熱能力也會降低，最突出的表現就是四肢酸軟無力，出現程度不同的神經肌肉系統鬆弛，注意

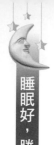

力不能集中，容易疲勞困倦等。

「夏打盹」雖是人體正常的生理現象，可有三類人應該防止「夏打盹」：

1.老年人：老人睡眠時心率變慢、血管擴張、血流緩慢，流入各臟器的血液相對減少，很容易發生腦供血不足。醒來後會感到全身疲勞、頭暈、腿軟、耳鳴等，個別老年人在睡眠時會出現中風。因此老年人如經常出現「夏打盹」現象，應及時去醫院檢查。

2.職業駕駛：在高速公路上開車，由於單調、枯燥，會出現注意力不集中、偶爾打盹，這會嚴重影響交通安全。不開疲勞車，幾個人輪換著開，或者不時講講笑話，放鬆一下心情，可防止交通事故的發生。

3.學生：學生在學習時也會出現注意力不集中、學習效率下降等，條件允許時可以做幾個深呼吸，外出走走，或者乾脆洗把臉來提振精神。

中醫認為，「夏打盹」與暑濕有關，而解暑熱的關鍵是健脾。由於夏季雨水多而濕氣重，因此更應健脾祛濕。我們可以在早晚進餐時多喝些粥，如山藥粥、蓮子粥、薏米粥等。如果能在粥中加一點荷葉，則會起到清熱祛暑、生津止渴、養胃清腸的作用。

西醫認為，「夏打盹」是由於體內鉀元素流失造成的。因此，夏季要注意多補充富含鉀元素的食物。含鉀較多的食物有香蕉、大豆、馬鈴薯、毛豆、豌豆、地瓜、玉米、山藥、蕎麥、菠菜、油菜、芹菜、莧菜、甘藍、青蒜、萵苣、大蔥等。每百克紫菜含鉀1640毫克，是含鈉的175倍；海帶含鉀是含鈉的22倍，因此，紫菜湯、紫菜肉丸、紫菜蒸魚、海帶燉肉、涼拌海帶絲等都是夏季補鉀的佳肴。

10.「秋乏」有妙招

「處暑」過後意味著暑氣逐漸消退，氣溫開始逐漸下降，秋天不期而至了。在炎熱的夏天，人們的皮膚濕度和體溫稍高，大量出汗會使得機體代謝失衡，胃腸功能減弱，心血管系統和內分泌系統負擔增加。同時由於夏季晝長夜短，晚上溫度高而休息不好，人體過度消耗其實已經欠下了一筆「夏耗債」。

「處暑」過後，秋高氣爽氣溫冷暖適中，人體的各種生理功能也隨之發生某種變化，出汗減少，身體熱量的產生和散發、水鹽代謝也逐漸恢復平衡，此時人體的新陳代謝進入了一個相對的平衡狀態。

「秋分」過後，日照時間逐漸縮短，晚上的時間逐漸延長，此時人容易入睡，而且睡眠深沉而香甜，但清晨醒後仍會感到疲乏，四肢無力，精神不振，甚至口乾舌燥，白天依然昏昏沉沉想睡覺，這就是「秋乏」的主要原因。

然而我們如何防止「秋乏」呢？建議應注意以下幾點：

1.早睡早起：保證充足的睡眠是很重要的，進入秋季晚上比較涼爽，應改掉夏日晚睡的習慣，爭取在晚上十時以前睡覺，這樣可以在早晨六點左右起來，外出呼吸新鮮空氣。中午有條件的話可以小睡片刻，這樣會保證下午精力充沛地投入到工作學習之中。

2.多食水果：秋天正是水果收穫的季節，有大量新鮮的瓜果上市。梨、香蕉、甘蔗、蘋果、葡萄等水果含有豐富的維生素和微量元素，多食瓜果蔬菜有助消化、健脾胃、潤肺腸、通血脈的功能。對減少「秋乏」大有裨益。

3.清淡飲食：進入秋季保持飲食清淡也是很重要的。過多的油膩食物會在體內產生酸性物質，容易使人犯睏。少吃辣椒、蔥、蒜、薑等

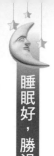
辛辣食品和動物內臟。如需進補，以食補為宜，如各種蔬菜、瓜果、瘦肉、雞等。其他如紅棗、芝麻、蓮子、蜂蜜等也為秋季食補佳品。

4.適當運動：秋天不宜劇烈運動，慢跑、爬山、打球、練氣功等都是很好的運動，以身體微熱、尚未出汗為好。秋高氣爽也是外出旅遊的大好時機，可飽覽名勝古蹟，而且使人樂而忘憂，精神振奮。

11.「冬眠」與養生

冬天是自然界萬物閉藏的季節，陽氣潛伏，陰氣漸盛。草木凋零，昆蟲蟄伏，自然界中許多生物都進入冬眠狀態，人的陽氣也要潛藏於內，養精蓄銳，以待來年。

《黃帝內經》中提到冬季要「早臥晚起，以待陽光，祛寒就溫，毋泄皮膚」，早睡是為了養護陽氣，晚起是多養陰氣，待日出而作。避嚴寒，求溫暖，使人體陰平陽秘。

合理調節睡眠有利於身心情志的調養，冬季適宜的睡眠養生法應注意以下幾點：

1.注意保暖：人體睡眠時新陳代謝率會降低10%，產生的能量也會減少，因此要注意保暖。冬季寒冷，血液循環不暢，人體有怕冷的感覺，且容易受涼感冒，因此睡眠時最好注意保暖，可使用電熱毯等。

2.不要用太厚的被褥：冬季時有人為了禦寒而選擇太厚的被褥，其實這是不太適宜的。被褥厚重會壓迫胸部，導致肺活量減少，夜晚容易做噩夢。太厚的被褥會約束四肢的活動，人體受壓一夜很少翻身，這樣不利於血液循環，加之冬季寒冷，會增加心血管梗阻的風險。如確實覺得冷，可使用空調、取暖器或電熱毯等。

3.保持空氣對流：冬天人們為了防寒保暖，不注意開窗通風，致

使室內空氣污濁,氧含量降低,二氧化碳含量趨高。在這樣渾濁的環境中睡覺,大腦氧氣供應量不足,睡眠品質不高,醒後容易出現頭腦昏脹。因此,除了白天要開啟門窗,讓空氣對流外,晚上睡覺也應開小氣窗通風,確保臥室內空氣新鮮。

4.不要蒙頭睡覺:有的人怕冷,冬天習慣把頭縮進被窩裡,這是很不好的習慣。因為被窩裡的空氣不流通,氧氣會越來越少,而二氧化碳會越積越多,時間長了,空氣就變得混濁不堪。人常常會感到胸悶、噁心或從睡夢中驚醒,出虛汗等,第二天醒後依然昏昏沉沉、疲乏無力、精神萎靡不振。

5.睡前熱水泡腳:俗話說「寒從腳下起」。足是人體之根,冬天入睡前用40〜50℃的熱水泡泡腳,最好配合按摩10分鐘,可加速血液循環、消除疲勞。睡前熱水泡腳還可增加身體的熱度,縮短上床後身體與被窩的熱交換時間,有助快速入眠。

冬季正是休息養生,調養滋補的時令,要多吃富含維生素C的新鮮蔬菜和水果,以及富含維生素B_1、維生素B_2的豆類、乳類、花生、動物內臟等,以增強大腦功能;此外還可施以藥補,如選用人參、鹿茸、黨參、枸杞、黃芪、阿膠等。老年人可服藥酒、藥膳,但人體病症有陰、陽、表、裡、寒、熱、虛、實之分,進補須辨證施治,最好由醫生指導,濫補無益。

温馨提示

冬季睡眠五忌:一忌蒙頭而睡;二忌家人對睡;三忌露肩而睡;四忌擁抱而睡;五忌帶物而睡。

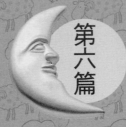

第六篇

安眠藥與睡眠健康

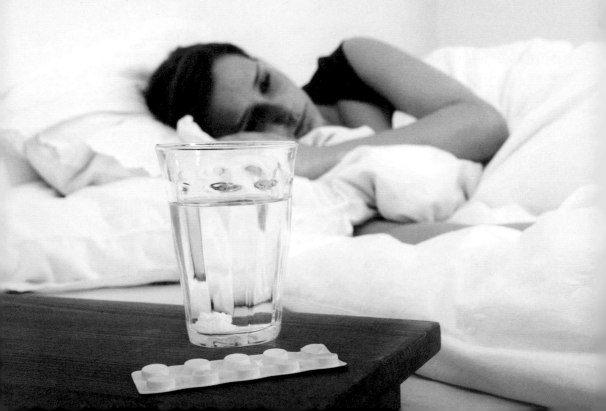

1.安眠藥的發展史

有沒有一種藥可以讓廣大失眠者及早脫離長期失眠的痛苦！現實中常有一些長達幾十年的失眠患者，因為失眠頑固而幾乎用遍了各種安眠藥，從水合氯醛、溴劑、巴比妥類到苯二氮類，以及新一代安眠藥如唑吡坦、佐匹克隆等，一種藥無效就換另一種藥，劑量一增再增，但療效卻每況愈下。他們對安眠藥已經成癮，很難擺脫安眠藥，他們有時戲稱自己與安眠藥有了不解之緣。

有關安眠藥的發展史可以追溯到19世紀後葉，那時主要使用水合氯醛、溴劑、副醛來鎮靜和催眠。其中，水合氯醛是最早用於臨床的安眠藥，其入睡快、催眠效力較強，不影響REMS（rapid eye movement sleep, 快速眼動睡眠），可用於難以入睡的兒童、老年人及頑固性失眠或其他藥無效者，迄今仍為臨床有效的安眠藥物之一。

知識鏈結

鎮靜安眠藥是一類對中樞神經系統具有廣泛抑制作用的藥物。小劑量產生鎮靜作用；中等劑量時產生催眠作用，引起近似生理性睡眠；大劑量時則產生抗驚厥、麻醉作用。

水合氯醛安全範圍小，大劑量對心、肝、腎均有損害，且易出現耐受性和依賴性。因為失眠者通常需要服用很大的劑量才能引發嗜睡感，往往服用一段時間後，必須增大劑量才能引發與原來同樣程度的嗜睡感。而大劑量服用後很容易抑制人的呼吸，也就是服藥者隨時可能一覺之後不再醒來。失眠者通常都是冒著生命危險來改善他們的睡

眠品質。

1903年出現了巴比妥類藥物，並成為20世紀50年代以前的主要鎮靜安眠藥。但巴比妥類藥物也易出現上述的耐受性和依賴性，且可縮短REMS，改變正常睡眠模式，停藥後會導致REMS反跳性延長，伴有多夢。另外，此藥可誘導肝藥酶，易與其他藥物相互作用；安全範圍小，10倍於催眠劑量容易導致中毒，15～20倍於催眠劑量導致嚴重中毒甚至嚴重抑制呼吸中樞而導致死亡。

1960年開始逐漸出現氯氮、安定等苯二氮類鎮靜安眠藥，並迅速取代了巴比妥類藥物，成為當時乃至現今最常用的鎮靜安眠藥，現已廣泛用於精神科及神經科、內外科等綜合科以緩解緊張焦慮情緒，鎮靜催眠及手術前抗焦慮治療。

20世紀80年代以後又研發出新型的非苯二氮類鎮靜安眠藥，這類藥物主要有唑吡坦、佐匹克隆、紮來普隆，正逐年被臨床醫生及患者所接受。此類藥物有起效迅速、副作用少、無依賴性等特點，為短效安眠藥，使用者日漸增多。

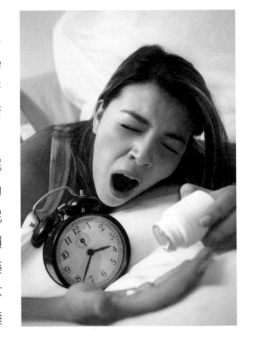

對眾多失眠患者而言，安眠藥剛開始能有立即改善失眠的功效，但隨著經常、反復使用安眠藥後逐漸對安眠藥有了心理依賴及身體依賴，以前有效的安眠藥就逐漸失去其原有的藥效，需不斷增加劑量才能達到所需要的睡

眠。隨著安眠藥的不斷推陳出新，其優點在於安全性的增強，而不在於療效的提高，故許多失眠者改用新一代安眠藥後反而睡眠品質與數量都不如以前使用苯二氮類安眠藥所達到的效果，所以應經常循環使用上述藥物。

温馨提示

如果您長期受失眠困擾，建議您儘量使用新一代安全性較高的安眠藥，並尋找失眠的原因，儘量去除病因，配合心理調節，儘早恢復健康睡眠。

2.尋找理想的安眠藥

有些失眠的人因為擔心安眠藥的副作用而不敢服用安眠藥，但因為經常失眠會影響第二天工作，白天常沒有精神，相當多的人在這種情況下又不得不吃安眠藥來改善他們的睡眠，這就需要我們尋找理想的安眠藥。所以經常有人諮詢，有沒有不成癮的安眠藥。

失眠的患者既想服安眠藥助眠，但又怕服這種藥物會成癮，擔心服用後第二天頭腦昏昏沉沉，注意力不集中，影響工作和學習。故在選擇、服用安眠藥物時常陷入兩難。

近年來，隨著生活水準提高，失眠患者的數量也在不斷增加，而失眠患者保健意識不斷增強，對安眠藥的選擇也逐漸重視。尋找理想的安眠藥不但是患者的需要，也是醫生及醫藥研究人員的共同目標。

理想的安眠藥應具有以下特點：快速誘導入睡，不妨礙自然睡眠結構，無宿醉反應，不影響記憶功能，反復使用不會產生耐受性、成

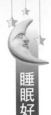

癮性及毒性，且價格相對便宜等。用於治療失眠的安眠藥種類繁多，目前鎮靜安眠藥可分為以下幾大類：

1.巴比妥類藥物：小劑量巴比妥類藥物可引起鎮靜，緩解焦慮、煩躁不安；中等劑量可催眠，可縮短入睡時間，減少覺醒次數和延長睡眠時間；大劑量可有抗驚厥和麻醉作用，過量則中毒可致死。根據藥物顯效時間和作用持續時間不同，巴比妥類可以分為短效、中效及長效三大類，但巴比妥類藥物可縮短快動眼睡眠相，改變正常的睡眠模式，引起非生理性睡眠。連續使用後，其催眠作用減弱，停藥後快動眼睡眠相可「反跳性」地顯著延長，伴有多夢，導致睡眠障礙。

巴比妥類藥物的不良反應包括：

後遺效應：雖然服用催眠劑量，但次日會出現頭暈、思睡、白天困倦、精神不振及定向障礙等反應。

耐受性：由於神經組織對巴比妥類產生適應性和藥物誘導肝藥酶加速自身轉化，導致短期內反復使用巴比妥類藥物後療效下降，需大劑量時才能產生原有的催眠效果。

依賴性：長期連續服用此類藥物後，患者對該藥有強烈的渴求，產生了精神依賴和軀體依賴，導致對該藥成癮。

戒斷症狀：停此類藥後I2～16小時可出現嚴重的戒斷症狀，表現失眠、興奮、焦慮、肌肉痙攣甚至驚厥發作。因此，必須嚴格控制使用，必要時可間斷用藥或與其他類安眠藥交替使用，如成癮，應逐漸減量直至停藥。

其他：過敏反應及過量抑制呼吸、致死作用。

2.苯二氮類藥物：此類藥物主要能縮短入睡時間，減少夜間覺醒次數，增加睡眠時間（主要是非快速眼動睡眠2期）。此類藥物最大優點是單獨應用比較安全、起效快、耐受性良好。1960年後很快取代了

巴比妥類治療失眠，並且是目前使用最廣泛的安眠藥。

按藥物的半衰期長短不同，可將苯二氮類藥物分為三類：

短效類（半衰期＜10小時），其代表藥為三唑侖、咪噠唑侖等，主要用於入睡困難和易醒。

中效類（半衰期10～20小時），其代表藥為艾司唑侖、阿普唑侖、氯氮等，主要用於入睡困難。

長效類（半衰期20～50小時），其代表藥為安定、硝西泮、氯硝西泮、氟西泮等，對於醒得早和驚醒後難以再入睡有效。

選用時應根據臨床需要，選擇吸收快、作用時間短、在體內清除快、無蓄積等特點的安眠藥。苯二氮類主要的不良反應：使用時可出現頭暈、乏力、嗜睡等副作用；過量時出現共濟失調、口齒不清、短暫性記憶喪失、昏迷、呼吸抑制等；濫用或長期使用可出現耐受性、依賴性及撤藥後反跳性失眠。故不宜長期服用此類藥，也不能突然停藥。但與巴比妥類相比，其成癮率低且發作程度也輕。

3.新型的非苯二氮類藥物：由於苯二氮類藥及巴比妥類藥均易產生宿醉反應，白天有殘留作用，影響記憶功能，反覆用藥易產生耐受性和依賴性，抑制呼吸，過量致死，於是催生新型的非苯二氮類藥物出現。近年來一些新型安眠藥開始陸續問世，此類藥物主要特點都是減少對藥物的依賴性、減輕宿醉等副作用為目標。其中，佐匹克隆、唑吡坦、紮來普隆等在副作用和安全性方面均優於苯二氮類藥及巴比妥類藥，更加符合人體正常的睡眠結構。

從鎮靜安眠藥市場發展趨勢看，非苯二氮類最終將取代苯二氮類而成為市場的主流。這類藥結構上與苯二氮類無關，選擇性激動苯二氮類受體，具有導眠作用迅速、副作用少、無依賴性等特點，使用者日漸增多。

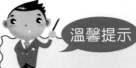

安眠藥使用宜小於4周

　　理想的安眠藥如佐匹克隆、唑吡坦、紮來普隆等價格相對貴，而許多的失眠者經濟狀況並不是很好，故仍使用目前最廣泛使用的苯二氮類安眠藥。但為避免服用上述藥物出現以上的不良反應，建議以最小的有效劑量、短期使用（常規用藥不超過3～4周）、間斷給藥（2～4次/周）以便達到滿意的睡眠，同時根據失眠類型不同而選擇相應的安眠藥，與其他中樞神經抑制藥物聯用時要注意減少安眠藥劑量。要注意逐漸停藥，防止停藥後失眠再反彈。

　　據美國藥物管理局的規定，苯二氮類藥物作為催眠使用時間不宜超過4周。

3.偶爾服用安眠藥不可怕

　　擔任業務工作的小王最近一個月晚上幾乎睡不著，白天沒精神。他很苦惱，既為工作未完成而著急，又為睡不著而痛苦。想吃安眠藥，但聽別人說吃安眠藥會成癮，顧慮重重，不知怎麼辦才好？

　　小王出現失眠症狀是因工作壓力大造成的焦慮、緊張過度而引起的，建議他先通過自我調節，精神上要放鬆，讓自己心理上得到休息，要學會有節奏地工作，不能熬通宵，要勞逸結合，適當運動，讓腦細胞得到充分的休息與調整，同時去除誘因，儘量減輕工作上的壓力，才能解決睡眠障礙引起的問題。如果通過反復的努力，仍然不能改善睡眠，可以偶爾服用安眠藥。因為安眠藥可以改善睡眠，抗焦

慮，對穩定情緒也有好處。

像小王這樣由心理因素引起的短暫性失眠，偶爾服用安眠藥並不可怕。此類失眠者可優先選用無成癮性的安眠藥和安全性高的安眠藥，這樣更能成功治療失眠，增加服藥依從性，避免失眠嚴重而危害身體健康。

所謂「失眠恐懼症」指患者因失眠而害怕失眠，又因為害怕失眠而加劇失眠症狀。這是一個惡性循環，主要由於患者對失眠存在錯誤的認知而產生了恐懼感，恐懼又成為患者後來失眠的重要原因。

改善失眠恐懼症，應瞭解睡眠的科學知識，建立對睡眠正確的認知。但切記不要迷戀藥，藥只是個替代品，在服用時一定要注意掌握以下幾個原則：

1.建議在專科醫師指導下使用，要按醫囑劑量服用，切忌自我隨意增加劑量。使用有效最低劑量；晚間睡前服用。

2.每週2～4次間斷給藥。

3.短期服藥（連續服藥不超過3～4周）。避免長期固定服用同一種安眠藥，以免產生耐藥性，降低療效，或導致藥物依賴。

4.逐漸停藥，特別是半衰期較短的藥物，停藥更要緩慢，並要因人而異。

5.注意停藥後的失眠反彈，減藥要慢。

溫馨提示

對暫時性失眠者可偶爾服用安眠藥，及時緩解失眠和焦慮，及時治療暫時性失眠症可防止因病情惡化而轉為長期性失眠症。

4.長期服用安眠藥有害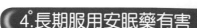

　　眾所周知「是藥三分毒」，長期大劑量服用安眠藥是有害的，會導致肝臟、腎臟和心臟等功能受損，會導致運動協調性功能受損，還會影響人的注意力和反應能力，所以服用安眠藥期間最好不要操作機器和開車。

　　安眠藥最大的問題是有耐受性和成癮性。有的人長時間服用安眠藥，會感覺越用效果越差，甚至「失效」，這就是人體對藥物有耐受性，此時可能需要加大劑量才能「起效」。

　　還有的人臨睡前即開始擔心，生怕自己沒有吃藥而不能睡覺，一旦停藥即會徹夜難眠，這就是安眠藥的成癮性。成癮者會對藥物產生生理上的依賴，一旦停藥後就會出現噁心、嘔吐、乏力、失眠加重、肢體震顫等戒斷症狀。有些患者還會出現心理依賴，表現為害怕斷藥後會引起失眠，也就是所謂的「失眠恐懼症」。

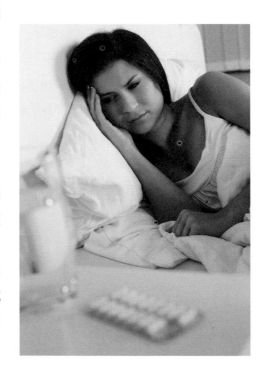

　　一旦對藥物產生了依賴，就使得成癮者不得不持續服藥，而且由於其「耐受性」使得所需劑量越來越大，這樣一來安眠藥的副作用就會表現出來，如出現白天睏倦、昏昏沉沉、反應遲鈍，一旦停藥可引起反跳性失眠等。

因此，對失眠者來說，切記不可長期使用安眠藥，以免形成藥物耐受性和藥物依賴性。切忌自行在藥店購藥濫用，最好在醫生的指導下服藥；對不同種類的失眠使用不同的安眠藥。如確需長期服用安眠藥者，可在家中準備2～3種藥物，經常換著種類吃，可能會減少耐藥性和成癮性。

5.安眠藥不是長久的朋友

張先生長期依賴安眠藥，曾試圖擺脫吃藥，可一旦停藥，煩躁不安、興奮、焦慮、胡思亂想又讓他徹夜難眠，沒辦法，只好繼續服用安眠藥。

有類似體驗的人大有人在，離不開安眠藥，但也知道安眠藥的危害。醫生使用鎮靜安眠藥的目的是為了讓病人改善睡眠，穩定情緒，最終恢復睡眠的正常節律，改善社會功能，恢復正常的工作、學習及與人正常交往的能力。安眠藥對失眠者來說既有利又有弊。小劑量、短時間使用安眠藥可以治療失眠，但長期反復使用後就有嚴重的藥副反應，甚至會影響生命。

長期或反復大量服用安眠藥對人體的危害主要表現在以下幾個方面：

1.殘留鎮靜效應：此為常見的藥副作用，醫學上稱「宿醉」。安眠藥在體內沒有完全被清除，白天仍在發揮著催眠作用，以至於服藥後次日出現頭暈、疲乏、睏倦、嗜睡等，大劑量可引起共濟失調、構音障礙、意識障礙等。一些半衰期長的安眠藥物，如安定、氯硝西泮等常有這種現象，老年人更易發生，並可能因此而摔倒引起骨折。

2.依賴性或成癮性：長期服用安眠藥者極易發生，一旦形成依賴，

就難離開安眠藥，有的人會將吃安眠藥當成必修課。如臨睡前必須服用安眠藥，哪怕只服1/4顆安眠藥甚至更少或床邊備有安眠藥以便隨時服用。

3.戒斷症狀： 像吸毒者一樣，如果不用或少服安眠藥就難以入睡或通宵不眠，失眠比用藥前更嚴重，並且還會出現渾身不適、難受，心情煩躁或精神不振。停藥後1～3天症狀會更明顯，表現為失眠、焦慮、易怒、興奮，有時可出現噁心、嘔吐、出汗、驚厥、肌肉震顫等症狀，7～10天症狀最重，一般經過2～4周後症狀逐漸消失。

4.記憶力減退： 長期服用安眠藥可使認知能力降低，記憶力和智力減退，這種情況在老年人更加明顯。國外研究表明，長期服用安眠藥與老年性癡呆的發病有一定的關係。

5.呼吸抑制： 某些肝腎功能不全、呼吸功能不全者、患有阻塞性睡眠呼吸暫停綜合症的患者及年老體弱者，對安眠藥特別敏感，即使小量的安眠藥也有可能引起過度鎮靜而發生意外，或導致譫妄等意識障礙，或引起呼吸衰竭加重，甚至因嚴重呼吸抑制而導致死亡。

所以，安眠藥對失眠者來說是十分危險的，益處少，危害性卻很大。但也不要過度恐懼，只要掌握服藥原則，將它轉為我所用，儘量減少其危害性。首先，醫生和失眠者都需認知用藥的目的是以藥物為手段重建睡眠的正常節律，恢復健康的正常睡眠，而不是為了睡眠而依賴藥物。其次，失眠者必須在醫生的指導下服用安眠藥，選擇何種藥物、何時使用、如何使用、使用多久、何時停用等方面都由醫生決定，同時失眠者也不要對安眠藥有恐懼心理，必須在療效和副作用之間權衡使用。

若能綜合運用上述方法，可避免失眠症患者長期大量服用安眠藥，逐漸建立正常的睡眠節律，恢復正常睡眠。

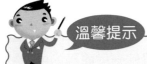

溫馨提示

安眠藥的禁忌症

1.孕婦、哺乳期女性，有心肝腎疾病的患者，睡眠呼吸障礙患者，患急性閉角型青光眼及重症肌無力的患者，禁止使用安眠藥。

2.飲酒後不要服用。

3.服藥期間儘量不要操作機械或爬高或做勞力工作。

4.年老體弱者，使用時要慎重，並且用量要小。

6.慎防安眠藥成癮

胡先生三年前開始失眠，輪換吃過了十幾種安眠藥，都是剛開始服藥有效，過後就沒效果，情況嚴重時，需要服用八粒以上的安眠藥才能入睡。

胡先生曾試著減少藥量，但只要一減量就難以入睡，後來住院治療後才得知，原來自己因長期服藥而導致藥物成癮。

本例的胡先生剛開始有安眠藥成癮跡象時自己沒有察覺，只覺得服一種安眠藥沒有效果後就換另一種安眠藥，或自行加大藥物劑量，沒有按照醫生的要求服藥，且只要一睡不著，他就吃安眠藥，難以自拔，導致安眠藥成癮，一旦不吃安眠藥就心煩意亂，坐立不安，脾氣暴躁。長此以往，失眠症狀經常反復，安眠藥劑量越吃越高，安眠藥種類也就越吃越雜，導致成癮。

藥物成癮與毒癮、煙癮、酒癮同屬精神活性物質所致精神障礙，應用藥物後，緊接著出現心理、生理症狀或行為改變，如噁心、嘔吐、心慌、坐臥不安、注意力不集中，痛覺遲鈍，肌肉酸脹等，同時

工作、學習效率下降，與人交往能力下降。藥癮者大多數是服用鎮靜安眠藥成癮的，他們大部分吃藥前可能各有自己的一段痛苦的生活經歷，如工作不順、離婚、喪偶、疾病折磨、人際交往能力差等，並有失眠症狀。

他們常採用服鎮靜安眠藥的方法來減輕痛苦，緩和緊張焦慮情緒，改善睡眠。剛開始服用小劑量可能起效，但漸漸小劑量鎮靜安眠藥就不起作用了，常自作主張加大劑量，導致對安眠藥逐漸耐受及依賴，不吃安眠藥就難以入睡，渾身難受，緊張焦慮，興奮，出汗，肌肉震顫，手抖等，於是加大劑量，如此惡性循環，終於讓自己陷入離開安眠藥就難以生活的危險境地。故要注意防範藥物成癮。

一旦失眠後開始使用安眠藥，就有可能對它產生依賴。所以在開始使用安眠藥之前，首先要掌握安眠藥的用藥原則。另外，要掌握一些安眠藥成癮先兆，譬如在服用了一段時間的安眠藥後，發現原來服藥的劑量不能達到所需的睡眠，需要加大劑量才能入睡，或者沒了安眠藥，晚上就睡不著，那麼，您很可能已經對它產生了耐受或已有依賴，建議及早找醫生看看，及早調整用藥，及時擺脫安眠藥，在醫生的指導下及早恢復正常睡眠。

7.酒後服安眠藥，小心喪命

時值壯年的李先生最近一段時間總是突然感到心慌，透不過氣來，全身發麻。發作時經常到醫院急診吸氧，每次到醫院急診檢查，心電圖都正常，也沒有查出其他什麼問題。後來發展到晚上出現要死的感覺，夜間常常從睡眠中驚醒，醒來後十分緊張害怕，擔心一睡不醒而不敢再睡，於是就住院治療。

住院期間，患者因為類似發作而經常吸氧，並每天服用氯硝西泮4毫克。有一天晚上患者覺得心情還可以，遂與家人一起喝酒，大約喝了2小杯（平時可以喝8小杯），晚上10點鐘患者服藥準備睡覺，過了一個多小時，護士查房時突然發現患者躺在地上，呼之不應。

後來認為患者很可能是因為酒精與安眠藥協同作用，導致中樞神經過度抑制，酒精中毒（也就是俗稱醉酒）而死。

這是一個驚恐發作患者喝酒後，再服安眠藥導致中樞神經過度抑制而死亡的案例。現實中有許多人不知道酒精與安眠藥一起使用有多麼危險。有的人會嗤之以鼻，稱自己曾喝酒後服安眠藥並沒發生意外，有的認為喝酒可以助眠，經常有人將兩者合用。殊不知，酒精與安眠藥兩者都對中樞神經有抑制作用，尤其是抑制呼吸，兩者同時使用時其抑制作用相互增強，容易導致意外。

就以上例子來說，患者以往酒量達8小杯，但當天只喝了2小杯，應該不會醉酒，但因為與安眠藥一同使用，抑制作用增強，最終導致上述意外。因此，有睡眠障礙的患者如果要服用安眠藥或已服安眠藥時，切記不要喝酒，即使一杯紅酒或一口白酒有時也是非常危險的。

溫馨提示

1.安眠藥物不能與酒類同服，飲酒後不能立即服安眠藥。
2.如果已經飲酒，切記飲酒3～4小時內不能服用鎮靜安眠藥。
3.年老體弱或患有心、肝、腎疾病的患者更應避免酒後服藥。

8.如何戒除安眠藥

在職場打拼多年的莊先生，四個月前獲得升遷，感覺到壓力增大，不能適應主管工作，漸漸晚上睡不著，睡眠淺，醒得早，考慮問題多，後來因為整夜不眠，嚴重影響工作，在醫生建議之下服用了安眠藥，之後能正常入睡。可是一旦停藥，晚上就又睡不著了。

醫生建議應逐漸減少劑量，不能一下子全部將安眠藥停掉，只好維持吃很小的劑量。莊先生很擔心自己對安眠藥已經有依賴，想脫離它，但又不知道怎樣才能擺脫安眠藥。

由於安眠藥有依賴性與成癮性，因此使用時應注意：失眠症狀好轉後，要嚴格遵從醫囑，慢慢減少藥物用量。對安眠藥除了生理依賴還有心理依賴，上例莊先生只吃較少量安眠藥，一旦停藥就睡不著，這跟其心理依賴有關，害怕不吃安眠藥就睡不著。正確的用藥觀念如下：

1.失眠者不要過度關注睡眠：正確認識失眠與服藥的關係，藥物只能一時改善睡眠結構，使自己的睡眠節律恢復正常，最終慢慢減少藥物用量至停藥，或逐漸改用其他安眠藥，再逐步換用無關藥物以代替安眠藥物，也可配合一些具有安神作用的中藥進行調理，逐漸恢復自己的自然睡眠狀態。

2.保持知足常樂的良好心態：避免因受到挫折而導致心理失衡，以至於晚上睡覺時仍對白天的事耿耿於懷，進而影響睡眠。

3.改變負向認知：經常失眠的人頭腦裡總是想「我今天晚上肯定睡不著」，越想越睡不著，有的認為「我是因為睡不著才焦慮、抑鬱的，不是因為焦慮、抑鬱而失眠的」，要改變這種負向心理認知，才能擺脫壓力，輕鬆入睡。

4.改正睡前一些不良習慣：如不要睡前飽食、喝酒抽煙、看刺激

書刊等，讓自己的生理時鐘不被打斷；也可採取睡前放鬆訓練，反復訓練，讓自己的全身肌肉做到習慣性放鬆，配合精神上放鬆，做好睡前準備。

5.使用自我暗示法：上床時心裡默念「今晚會睡著」的，不斷地朝好的方面暗示自己，心情逐漸平和，身心逐漸放鬆，慢慢會進入睡眠狀態。必要時可以接受心理治療戒除藥癮。

對服用安眠藥患者，可考慮逐漸緩慢停藥，試試以下兩種方法：

1.逐漸減少安眠藥的劑量：首先將安眠藥的劑量減到原劑量的2/3或1/2，持續服用1～2周。如果睡眠良好，再減到原劑量的1/3或1/4，持續服用1～2周，如仍不出現失眠症狀，則可將安眠藥的劑量降到零再觀察反應。此後可根據當天的情況，如有焦慮或睡不著的感覺可服用1/4的量。大多數安眠藥都是圓形或橢圓形，中間都有一條溝，可輕鬆地將其一分為二，再做1/3或1/4。

2.短效換長效：將短效類安眠藥換成中、長效類安眠藥後再逐漸停用。在停用安眠藥後會引起一過性失眠，醫學上稱「反跳性失眠」，這種反跳性失眠在中、長效類安眠藥中發生的機率較低，因此可將短效類安眠藥換成中、長效類安眠藥，以後根據情況按照第一種方法逐漸減藥，直至完全停藥。

通過上述逐漸減藥處理及自我調節，逐漸達到不藥而癒，成癮者及早脫離對安眠藥的依賴，才能及早重新擁有健康的睡眠。

文學大師郭沫若年輕時在日本求學，由於刻苦攻讀、惜時如金而經常夜間只睡三四個小時，並常常被噩夢驚醒，失眠已嚴重妨礙其學業。為了克服失眠，他除了堅持正常的作息時間外，每天早晨起來和晚上睡覺前均堅持靜坐30分鐘，後漸漸征服了失眠。這個方法很簡單，失眠者可嚐試看看。

9.中藥苦口利於眠

眾所周知，鎮靜安眠藥可在短期內改善失眠，見效迅速，但作為雙刃劍的另外一面，長期服用鎮靜安眠藥可能產生較大副作用，主要為對藥物產生耐受和成癮，可能導致失眠者頭暈、記憶力下降、智力減退等。從藥理來看，鎮靜安眠藥是通過抑制中樞神經系統強制睡眠，故起效快，但並不能解決造成失眠的根本原因，而中醫講究辨證論治，中醫稱失眠為「不寐」、「不得臥」、「目不瞑」等。

失眠主要是由人體內在因素所導致，如體弱、抑鬱、憂慮等。失眠涉及心、肝、脾、腎、胃等多個臟腑，主要病變在心，因為心藏神。如果心神安定，則能正常睡眠；如果心神不安，則無法入睡。心經本身有病或者肝病、脾病、腎病及胃病影響於心均可導致失眠。

根據病因將失眠劃分為許多類型，如心脾兩虛型、肝鬱陰虛型、肝鬱化火型、肝鬱脾虛型、肝腎陰虛型、脾腎陽虛型等。因失眠的誘發原因和症狀各不相同，治療用藥也應因人而異。中藥來自於天然植物或動物，經過幾千年的臨床使用，反復篩選，毒副作用小，無疲乏、記憶力減退及成癮等副作用。從調理陰陽、氣血及調整機體的臟腑功能入手，糾正身體的陰陽、氣血、臟腑營衛的不平衡狀態，標本兼治，建立自然的睡眠週期。

那麼，哪些中藥可以助眠？中藥治療失眠，從《黃帝內經》到《本草綱目》中均有相關記載，已有幾千年的歷史。許多中藥都能改善睡眠，如酸棗仁、遠志、柏子仁、首烏藤、合歡花、百合、朱砂等。酸棗仁能養心安神、斂汗，用於心肝血虛引起的失眠多夢。遠志、柏子仁具養心安神的功效，用於心腎不交引起的心神不安、失眠多夢等症狀。首烏藤用於治療伴發多汗、血虛的失眠。合歡皮用於情

志所傷引起的虛煩不安、失眠健忘等症。百合具有潤肺止咳、養陰消熱、清心安神之效，用於陰虧或熱病後期的虛煩不眠等症。朱砂用於心火亢盛引起的心神不安、驚悸不眠等症。其他如靈芝、淫羊藿、延胡索、丹參、太子參、夜交藤、紅棗、當歸、黃連等亦有助眠作用。

中藥的好處是講究從本治起，將人體作為一個整體來進行治療，全身調理，重在調整體質，遠期療效非常好。然而中藥見效都很慢，故服用中藥改善睡眠時，切記不能太心急，要耐心等待其藥效發生，切不可因一時效果發揮慢而放棄。只要藥效來了，以後就會越睡越好了。

失眠的調養是需要時間和過程的，從失眠的病因上加以調節，可以配合中藥、西藥、食療、針灸按摩、氣功等方法及心理調整，最終徹底調養好睡眠。

10.失眠症狀不同藥不同

案例一：蘇女士最近一個月因為與同事吵架後心情不好，晚上睡不著，總是夢到有人追著自己，並緊張害怕，醒得早，到醫院看病，醫生給她開了藥，每晚吃一粒，剛開始能睡著，但仍然做噩夢，醒來後仍心有餘悸，白天也沒精神，後來改為每晚吃兩粒，已經吃藥半個月，仍然做夢，早早醒來。蘇女士很緊張，心想自己吃安眠藥怎麼不管用，是不是已經有抗藥性了？

案例二：個性內向的劉先生平素對妻子很好，五個月前偶然發現妻子上網與異性聊天，開始懷疑妻子有外遇。其妻否認有外遇，但劉先生不放心，只要妻子與異性講話，他就很緊張，並因此而經常睡不著，很警覺，易驚醒。

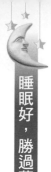

　　妻子建議他去看病，但劉先生否認自己有病，只承認自己可能因為壓力大而失眠，只同意在藥店買安眠藥吃，吃了半個月，劉先生的失眠沒改變，甚至整夜不睡，他感到相當困惑，怎麼安眠藥對失眠不管用了？

案例分析

　　其實蘇女士不是已經有抗藥性，而是她的失眠表現主要為做噩夢與早醒。針對此失眠特點可以選用吸收較慢、作用時間長的中效或長效苯二氮類鎮靜安眠藥，如艾司唑侖、氯硝西泮，既可減少做夢，又可延長睡眠時間。

　　而劉先生可能患有「精神分裂症（偏執型）」，睡眠障礙只是精神分裂症的一個伴隨症狀。要想改善睡眠，單純服安眠藥無效，需要同時服抗精神病藥才能控制病情。故臨床上應該根據不同類型的失眠原理選擇不同的安眠藥。

　　要怎麼正確使用安眠藥來治療失眠呢？說明如下：

　　首先要評估失眠的類型。失眠的主要表現形式為入睡困難、睡不深、易醒、多夢、早醒、醒後不易再睡等。入睡困難者，可服用迅速起效且作用時間較短的短效苯二氮類和非苯二氮類藥物；睡眠不深、易醒、多夢者，可使用中效苯二氮類藥物；早醒者，可使用起效較緩，但作用持久的長效苯二氮類藥物；醒後不易再睡者，可在醒後服用起效快而作用時間短的短效苯二氮類藥物；入睡困難、睡眠不深、易醒和早醒兼而有之者，可使用中效苯二氮類藥物，或聯合用藥，但藥量應酌減。

　　其次，要注意判別失眠是原發的還是繼發於其他精神疾病或生理疾病等。如抑鬱症的睡眠障礙通常表現為入睡困難、睡眠維持困難、睡眠時間短、淺睡眠、多夢、易醒、醒後再難入睡、醒得早甚至整夜

不眠。抑鬱症最具特徵性的睡眠障礙為比平時早醒兩小時以上，其失眠是抑鬱症的伴隨症狀，單純服安眠藥只治標不治本，應針對抑鬱症進行治療，給予抗抑鬱藥物治療的同時，可以聯用長效苯二氮類鎮靜安眠藥，既可以減少做夢，又可以延長睡眠時間。

焦慮症的睡眠障礙特點為入睡困難、做噩夢、易驚醒，尤以入睡困難最突出。患者躺在床上翻來覆去不能入睡，腦子裡常胡思亂想，擔心睡後就醒不過來，或擔心失眠，或想今晚肯定睡不著，不想還不行，越想越興奮，而越興奮則越睡不著，如此惡性循環，導致失眠加重；且即使睡著了，也是淺睡眠，稍有動靜即醒，醒後再難以入睡。

有的人第二天會說自己昨晚做了一夜的夢，白天無精力做任何事，感到痛苦萬分。對此類患者的失眠治療，可選擇抗焦慮藥明顯的阿普唑侖、蘿拉西泮或氯硝西泮。但單純用安眠藥治療時患者容易有緊張焦慮情緒，擔心安眠藥成癮，故可以聯用無成癮作用的抗焦慮藥物治療，症狀改善後漸漸停用安眠藥。

其他如果為精神分裂症或躁狂症伴發的失眠，則要以抗精神病藥物及抗躁狂藥物治療為主，安眠藥為輔。如果為與生理疾病有關的睡眠障礙，如潰瘍病、糖尿病、甲狀腺功能亢進等，應針對生理疾病進行治療，安眠藥為輔，但使用安眠藥時要注意其禁忌症，小劑量使

溫馨提示

如果您患有失眠，一定不要自行配服安眠藥，要在醫生的指導下服用，醫生可幫助判斷您是屬於原發性失眠症還是繼發性失眠以及失眠的類型。且要注意不能長期大量服用安眠藥，防止藥物耐受、藥物濫用和藥物依賴形成。

用，防止導致意識障礙、呼吸抑制等意外。上述病的安眠藥使用原則仍按失眠的類型來選擇。

11.不同人服不同的藥

門診時經常聽到一些失眠者抱怨：為什麼張三失眠吃某某安眠藥效果好，而我吃同樣的安眠藥就沒有效果，這是為什麼呢？

其實，雖然他們同患失眠，但因各人失眠的病因不同，有的為心理因素，有的為生理因素；失眠的類型也不同，有的醒得早，有的睡眠淺，有的夢多，有的入睡困難；有時失眠伴隨其他症狀，有的焦慮，有的抑鬱，有的伴有身體不適，有的甚至伴有很荒謬的思維及怪異行為等；以上這些均會對藥物選擇有影響。另外，患者的性別、年齡、體重及其身心狀態、睡眠狀態等均決定了藥物的選擇和使用方法。故不能因為別人治療有效而盲目跟從，應該遵從安全、有效、快速及因人而異的用藥原則。

不同人失眠，服藥不一定相同，不同年齡的人患失眠時服藥也不同。故應該到正規醫院專科就診，由醫生根據其病情選用何種安眠藥或其他治療方案。

並不是所有的人失眠後都服用安眠藥，有的可以通過心理調節及解決現實問題後改善睡眠。但如果確需要服用安眠藥，以下一些人失眠時需特別注意不能使用安眠藥或慎重使用安眠藥：

1.孕婦及哺乳期女性：因為有的安眠藥可致胎兒畸形，故孕婦應該禁用安眠藥；而母乳中可能含有的安眠藥成分對新生兒會造成不良影響，因此母親在哺乳期確需服用安眠藥時，應該避免哺乳。

2.年老體弱者：因為老年患者新陳代謝慢，藥物殘留較大，且對安

眠藥物的耐受性比較小，容易導致頭暈、步態不穩等副反應，服用安眠藥易導致意外。有的老年人服用安眠藥物後容易發生精神錯亂，個別患者出現譫妄，會帶來生命危險。如確需要服安眠藥時，應在醫生的指導下服用，儘量小劑量、緩慢增加、間歇服用安眠藥及緩慢撤藥。

3.兒童：一般不用安眠藥，必要時可應用水合氯醛、安定或異丙嗪。

4.嚴重肝臟及腎臟障礙患者：安眠藥主要在肝臟轉化，由腎臟排除，嚴重肝臟及腎臟障礙患者慎用或禁用安眠藥。

5.睡眠呼吸障礙患者：安眠藥對呼吸中樞有抑制作用，故睡眠呼吸暫停綜合症或呼吸道阻塞性疾病患者不宜服用安眠藥。

6.急性閉角型青光眼及重症肌無力患者：安眠藥會使症狀急劇惡化，故此類患者禁用安眠藥。

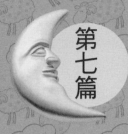

第七篇

睡眠障礙與健康

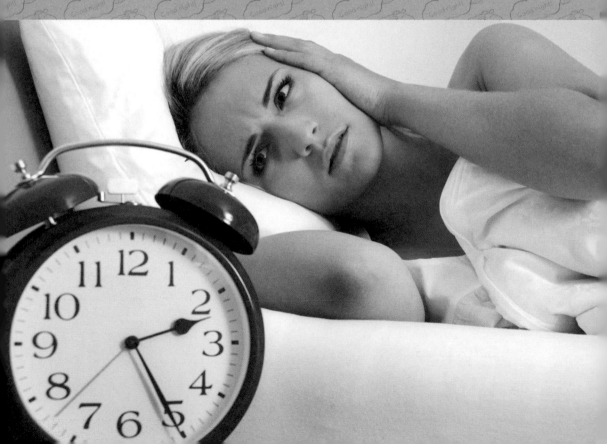

1.羊越數越多，睡意越來越少——失眠症

失眠的定義

世界衛生組織關於失眠的定義是：有入睡困難、保持睡眠障礙或睡眠後沒有恢復感；至少每週3次並持續至少1個月；睡眠障礙導致明顯的不適或影響了日常生活；沒有神經系統疾病或使用精神藥物或其他藥物等因素導致失眠。

通俗地講，失眠症是一種以失眠為主的睡眠質或量不滿意的狀況，其他症狀均繼發於失眠，包括難以入睡、睡不深、易醒、多夢、早醒、醒後不易再睡、醒後不適感、疲乏、白天睏倦等，這是臨床上最多見的睡眠障礙。有關資料顯示，全球約10%的人有慢性失眠（入睡難和睡眠困難）。

失眠的症狀

失眠的症狀主要有：

1.入睡困難：如果到了晚上睡覺時間躺在床上前思後慮，輾轉不安，採用多種方法超過30分鐘仍不能入睡，並且時間持續1個月以上，可被認為是入睡困難。

2.睡眠不深或易醒：主要表現為入睡後睡眠淺，患者似乎處於一種驚恐不安的情緒狀態中，一些細小的干擾，如腳步聲或電源開關聲足以將病人從睡眠中喚醒，醒來之後再次入睡則十分困難。

3.早醒：早晨醒來時間比平常提前2小時以上，常在凌晨2～3點鐘就醒，醒來之後再無睡意，或只能進入一種不安定與不滿意的睡眠狀態。早醒，常常被認為是抑鬱症的特點，需要提高警覺，這與老年人的早起習慣不同。

4.害怕失眠：患者因飽受失眠的痛苦，白天時就開始擔心夜晚失

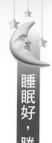

眠的問題，逐漸形成具有極度關注失眠的優勢觀念。

5.伴隨症狀：失眠者常常伴有頭痛、頭暈、頭脹、精神疲憊、健忘、乏力、心慌、易激動、情緒急躁、憂慮、記憶力下降、食欲不振等生理症狀。

失眠了怎麼辦？

當你或家人失眠時，首先應當確認一下是偶爾失眠，還是長期持續失眠。如果是偶爾失眠，大可不必在意。如果是失眠超過1個月，應該到醫院請醫生幫助，醫生可詳細瞭解你的睡眠史，並通過仔細檢查（包括心理檢查、體格檢查和實驗室檢查）找出失眠的原因，從而給患者合適的幫助、指導和治療，使患者早日擺脫失眠之苦。

一旦確診失眠症，請不要緊張，也不要默默地忍受失眠的痛苦，儘快地尋求專業心理醫生的幫助，尋求合理、科學、有效的方法戰勝失眠。

若自己找不出失眠的原因，或失眠持續存在，對生活逐漸產生干擾，應儘快看醫生，千萬不要自行購買安眠藥服用。必須經由專業的檢查及評估，對症治療，才不會延誤潛在的病情，或因處置不當，成為慢性失眠。

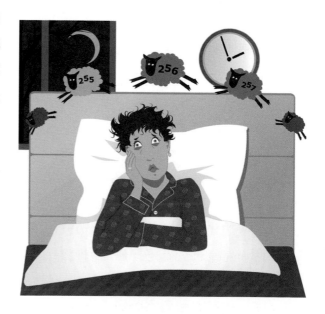

2.失眠，傷心又傷身

為什麼會失眠？

很多因素都會引起失眠，有精神因素誘發的，有機體疾病引起的，同時年齡大小、生活習慣，以及工作環境的改變都與失眠有著密切的關係。

1.精神因素：隨著生活節奏的加快，人與人之間的競爭，各種問題日益增多和家庭的不穩定，使人們的精神處在一種高度緊張的狀態，焦慮症、憂鬱症等不斷發生，失眠的症狀隨之產生，故失眠症也可說是一種現代病。

2.生理疾病：許多疾病可伴有失眠症狀，如高血壓、腫瘤、腦血管疾病、肺結核、冠心病、肝病、甲狀腺功能亢進症等。這些疾病的某個階段可出現失眠症狀，或疾病加重而影響睡眠，在疾病好轉後，失眠症狀可減輕或消失。

3.年齡因素：失眠與年齡有密切的關係，年齡越大失眠發生率越高。老年人入睡時間延長，年輕人一般幾分鐘就能入睡，而老年人平均40分鐘才能入睡；加之老年人睡眠變淺，夜尿多，醒的次數也多，因此失眠的症狀也隨之加劇。

4.其他情況：如腦力勞動者，用腦過度，特別是學生，課業壓力大，容易出現失眠症；而體力勞動及經常運動的人，失眠就不易產生。生活環境周圍嘈雜，可影響入睡，不良的生活習慣也會引起失眠。

失眠的危害

失眠對健康的危害非常大，超出你的想像，主要有以下幾方面：

1.影響生長發育：青少年的生長發育除了遺傳、營養、運動等因素外，還與生長激素的分泌有一定關係。生長素的分泌與睡眠密切相

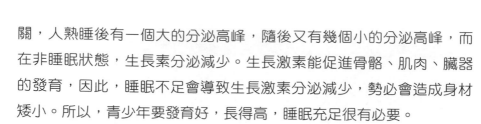

關，人熟睡後有一個大的分泌高峰，隨後又有幾個小的分泌高峰，而在非睡眠狀態，生長素分泌減少。生長激素能促進骨骼、肌肉、臟器的發育，因此，睡眠不足會導致生長激素分泌減少，勢必會造成身材矮小。所以，青少年要發育好，長得高，睡眠充足很有必要。

2.導致疾病發生：經常睡眠不足，使人體免疫力降低，機體內IgA、IgG水準下降，對各種病菌的抵抗力下降，由此會導致種種疾病的發生，如感冒、肺炎、心肌炎、胃腸疾病等。睡眠不足還會引起血中膽固醇含量增高，使得血脂含量增加，發生心臟病的機會增加；人體的細胞分裂多在睡眠中進行，睡眠不足或睡眠紊亂，會影響細胞的正常分裂，可能產生癌細胞的突變而導致癌症的發生。有研究表明，失眠造成的憂鬱比沒有失眠問題的人高出4倍，70%～80%的憂鬱症患者有失眠問題。

3.影響大腦的思維：充足的睡眠會使人的大腦思維變得更加清晰、反應更靈敏，如果長期缺乏睡眠，大腦得不到充分的休息，就會影響大腦的創造性思維和處理事物的能力。

4.損害皮膚的健康：人的皮膚之所以柔潤而有光澤，是依靠皮下組織的毛細血管來提供充足的營養。睡眠不足會引起皮膚毛細血管淤滯，循環受阻，使得皮膚的細胞得不到充足的營養，因而影響皮膚的新陳代謝，加速皮膚的老化，使皮膚顏色顯得晦暗而蒼白。尤其眼圈發黑，且易生皺紋。

5.可引起肥胖：有關研究表明：睡眠不足可導致人體內消脂蛋白濃度下降。消脂蛋白是在血液系統中活動的一種物質，具有抑制食欲的功能，能夠影響大腦作出是否需要進食的決定。

睡眠不足同時能引起人體內食欲激素濃度上升，食欲激素是由胃分泌的一種物質，能夠引起人的進食欲望。當人體內這些掌控「食

欲大權」的部門互相衝突時，大腦的決策系統就有可能作出錯誤的決定。如果人們能保持正常的睡眠時間，就不會導致人體內的食欲監管部門發生混亂，從而將體重保持在比較正常的範圍內。一般來講，睡眠充足的人，不容易產生饑餓感。

6.加重心理疾病：失眠常常是多種心理疾病的早期症狀，醫學實務中發現大約70%的心理疾病都伴隨失眠症狀，如焦慮症患者惶惶不可終日，總是擔驚受怕夜晚睡不著；抑鬱症患者不但會失眠，還會出現早醒症狀，常常在凌晨3點左右就醒來，且醒後不再入睡。許多躁狂病人精力充沛每天只睡2～3小時，分裂症患者因為憑空聽到有人在議論他或者感覺有人要害他而睡不著。充足的睡眠是對心理修復最好的藥，一旦睡眠不好，反而會使上述心理疾病加重。

3.太愛睡覺也是病──嗜睡症

什麼是嗜睡症？

嗜睡症指白天睡眠過多，患者在不該睡眠時發生不可抑制的睡眠，如吃飯、說話、開車、上課時就睡著了，患者不是由於睡眠不足、藥物、酒精、生理疾病所致，也不是精神障礙的症狀，而是一種神經系統的疾病。通常發生在15～30歲的年齡段，其特徵包括持續性白日嗜睡、猝倒、骨骼肌突然癱瘓或麻痹。

嗜睡症要同時具備4個條件：

1.不可抑制的睡眠。

2.突然的肌張力下降。患者清醒時突然腿軟、摔倒，猝倒。

3.出現睡眠癱瘓，剛睡醒時頭腦清醒，但四肢動不了，要過一會兒才能恢復。

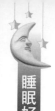

4.在入睡和睡醒前出現幻覺。

人們對嗜睡症普遍重視不夠，認為嗜睡不過就是睡得多了點兒，沒什麼大不了，對此表現出無所謂的樣子，甚至還誤以為睡得多就是睡得好。嗜睡的人並不像失眠症患者那樣抱怨夜間睡眠不足，他們的夜間睡眠仍然正常，但他們在第二天醒來後仍然覺得睡眠不足，醒後也不解乏，整天昏昏沉沉，沒精打采。他們工作效率低，昏昏欲睡，以至於看報紙、看電視、聽音樂時都要「分秒必爭」地睡上一覺，坐著、躺著都能睡著，一喚就醒，醒後堅持不了多長時間就又睡著了。由於嗜睡的影響，他們有時難以做好日常工作。有個患者是職業駕駛，開車技術非常好，卻在3年內先後撞壞了6輛車，後來才知道患了嗜睡症，趕快換了工作。

嗜睡最常見的原因是夜間睡眠差，或睡眠時間過短，其次為營養不足，能量攝入降低容易導致困乏愛睡；青少年或中青年肥胖、體重超重也會引起白天過度睏倦；糖尿病出現日間嗜睡的可能性是其他人

知識鏈結

睡眠潛伏期試驗

如果一個人具有睡眠過多的情況，就有必要到醫院做一個多次睡眠潛伏期試驗。讓患者在安靜、弱光線等適宜睡眠的條件下，睡30分鐘，然後叫起來，活動2小時後再接著睡30分鐘。不管能否睡著，都要躺著，時間到了再叫醒他，2小時後再去躺30分鐘。循環往復5次。在這5次試驗中，如果受試者每次平均5分鐘內就能睡著且出現兩次快速動眼睡眠，就是嗜睡症患者了。

的近2倍；甲狀腺功能減退者由於基礎代謝低，常有嗜睡的表現；抑鬱症患者也會出現嗜睡。因此，一旦出現嗜睡症狀要及時就醫，以免貽誤病情，造成危險。

4.午夜驚魂，枕邊人突然沒了呼吸——睡眠呼吸暫停綜合症

什麼是睡眠呼吸暫停綜合症？

睡眠呼吸暫停綜合症是以睡眠中呼吸反復停頓為特徵的一組綜合症，是一種呼吸系統的疾病。如果在睡眠過程中因明顯打鼾而導致反復出現呼吸暫停，每晚超過30次，每次呼吸暫停時間為10秒左右，與此同時，血中氧飽和度降低至80%～50%以下（正常在95%以上），即可診斷為「睡眠呼吸暫停綜合症」。

打呼也會要人命？

睡眠呼吸暫停綜合症表現為睡眠時出現持續的氣流停止，但膈肌與胸廓運動仍然存在，在睡眠中患者咽壁反復塌陷，引起上呼吸道阻塞，這一過程導致呼吸暫停。如果每夜7小時睡眠中呼吸暫停反復發作30次以上，常見的停頓可達10～40秒鐘，可導致夜間氧氣吸入不足，從而使我們的身體缺氧。打鼾者中1/4的人合併有睡眠呼吸暫停綜合症。本病可見於任何年齡，以40～60歲多見。

睡眠呼吸暫停綜合症常有特徵性打鼾類型，由響亮的鼾聲或簡短的氣喘以及持續20～30秒的沉默期交替組成。典型者大聲打鼾可存在多年，常始於童年時期，在就診前鼾聲已經增大。鼾聲常干擾身邊或附近睡覺的人，除非同室者或家人、朋友的提醒，否則患者往往不會注意到自己打鼾或呼吸暫停。患者偶爾也可自己聽到鼾聲，但意識不到鼾聲的強度。由於在鼾聲後逐步出現呼吸暫停，患者可因為窒息、

憋氣感和可能伴隨發生的身體運動而突然驚醒，在出現幾次呼吸後再次入睡，又重複出現鼾聲與呼吸暫停的過程。

患者本人雖然並未意識到整個晚上多次喚醒和簡短覺醒，但由於睡眠片段化，嚴重影響患者的日間功能。某些患者特別是老年人常常說夜間胸悶不適、窒息、哽噎、失眠、頻繁覺醒和白天過度嗜睡，當處於放鬆狀態時最容易出現打瞌睡，常常在坐著看書、看電視、開會、聽音樂會、乘車等場合時，因為不能控制睏意而入睡。常常伴有記憶力、注意力、判斷力的下降。

睡眠呼吸暫停綜合症可能導致腦細胞功能減低，記憶力減退；慢性缺氧易合併高血壓、冠心病、胃腸功能失調、胃動力減退等。多導睡眠圖是診斷睡眠呼吸暫停綜合症公認的「金」標準。通過對受檢者整晚睡眠中的腦電圖、眼動圖、肌電圖、口鼻氣流、胸腹部運動、心電圖、血氧飽和度等多項指標進行同步監測，然後進行綜合分析，作出診斷。

知識鏈結

21世紀的國民病

睡眠呼吸暫停綜合症已經成為比較常見的臨床疾病，而且還是一種具有巨大潛在危害性的疾病。目前已經明確睡眠呼吸暫停綜合症是許多其他疾病，如糖尿病、高血壓病、心腦血管疾病的一個重要的共同危險因數。其後果包括憂鬱、性功能障礙、高血壓、心血管疾病、記憶力損害、壽命縮短。因此，日本學者提出「睡眠呼吸障礙將是21世紀的國民病」，對其進行診斷與治療的研究將會越來越受到臨床工作者的重視。

如果患了睡眠呼吸暫停綜合症，可以從以下幾方面來調適：減輕體重加強運動健身；取側臥位睡姿；戒煙酒；慎服鎮靜安眠藥；保持鼻腔通暢；還可借助鼻擴張器，口腔矯正器等；嚴重者可考慮手術治療。

5.驚悚體驗「鬼壓床」──睡眠癱瘓症

以下是病患的描述：最近三個月很忙，每天回家都很晚，到家覺得很累，倒床就睡。半夜忽然覺得有人在屋裡，眼睛睜不開，眼前有一個模糊的黑影慢慢走近我，我很害怕想喊又喊不出來，想動又動不得，彷彿喉嚨被卡住一樣，心狂跳厲害，就任憑那個影子越來越近……

它走到床邊慢慢地湊上來，感覺到一個冰冷的手掌就貼在我胸口，越壓越重，簡直都不能呼吸了。

突然，我驚醒了，全身都是汗，眼睛睜開了，偷偷從被子裡往外看，什麼都沒有了！太恐怖了，簡直就是「鬼壓床」。難道真的有惡魔出現在我的身邊，在睡夢中扼住了我的咽喉，壓住了我的身體？

心理學家佛洛伊德認為，人之所以產生夢魘，通常是和夢者童年時所害怕的一些事物有關，這大致可追溯到人們一生中曾經歷過的那個無力自助的孩提時期。3～6歲的小孩子最容易做噩夢。一個成年人，一旦感到自己的安全沒有保障，或是想起昔日某些令人恐懼和不安的事情時，也可能產生夢魘。

什麼是睡眠癱瘓症？

以上患者的經歷就是通常說的「鬼壓床」，又叫夢魘，專業說法是「睡眠癱瘓症」。睡眠癱瘓症其實是大腦神經中樞和運動神經中樞不同步甦醒所導致的結果。睡眠週期是由入睡期到淺、熟睡期再到

深睡期，最後進入快速動眼的夢期，若快速動眼期提前就會導致睡眠癱瘓。因為機體呈休息狀態而大腦意識卻從休息中清醒時，除了呼吸肌及眼肌外，其餘的骨骼肌都處於低張力的狀態，此時若意識清醒過來，而肢體的肌肉仍停留在低張力狀態，便造成不聽意識指揮的情形，導致身體與大腦不能協調一致。

中醫有「夢魘症」一說，是指睡夢中驚叫或幻覺有重物壓身，不能舉動，欲呼不出，恐懼萬分，胸悶如窒息狀，是一種常見臨床症狀。其發生與體質虛弱、疲勞過度、貧血、血壓偏低以及抑鬱、生氣、發怒等情志因素有關。中醫認為夢魘症是由於氣血兩虛，氣不周運，氣滯血瘀，凝阻經脈所致。因此，對夢魘症的防治，首先應注意加強營養，增強體質，防止過度疲勞，醫治貧血，避免抑鬱、生氣、發怒等不良情緒。

一般而言，壓力過大、太過焦慮、緊張、極度疲勞、睡眠不足、失眠，或有時差問題的情況下，睡眠會提早進入快速動眼期（做夢期），而發生「鬼壓床」的情況。睡眠癱瘓症也與睡眠環境有關，比如睡前飽食、手壓胸口過緊或蓋的棉被過厚重，以至於加重了呼吸的負擔而導致。

預防「鬼壓床」現象的發生，可以嘗試以下的方法：

1.日常生活有規律，按時入睡，按時起床，按時用餐，避免熬夜。

2.睡覺時避免仰臥，選擇合適的寢具，以提高睡眠品質。

3.平時要適量運動，但切忌不要在睡前劇烈運動。

4.減輕生活壓力，學會合理宣洩不良情緒，保持良好的情緒狀態。

「鬼壓床」現象在生活中十分普遍，任何年齡的人都會發生，大多數發生在青少年時期，很少有人連續發生。「鬼壓床」雖然不是什麼頑疾，但是經常發生也會給人的精神健康帶來傷害，須向睡眠醫師

尋求幫助，以擺脫困擾。

治療夢魘驗方三則

夜裡入眠，常有噩夢出現，有的是因心臟衰弱、胃腸失常或腦部疾病引起，此外，如胸部有重壓也會有夢魘的出現，以下提供三則對應驗方：

驗方一：睡覺時應把放在胸部的手移開，如為疾病引起則應以消除本病為先。保持寢室的空氣清新，也是消除夢魘的方法之一。

驗方二：經常煮食山芋的塊根，具有很好的治療效果。

驗方三：每晚睡前，用半杯開水放入8～10粒的川椒，泡上幾十分鐘，飲後，可防睡中多噩夢。用過的川椒不可再泡，青年人忌服過多，有火。川椒，藥性熱，去諸風而解沉寒，可助相火，在中藥中，謂之避邪之藥。

6.預防兒童夜驚有良策

有些孩子常會在夜晚突然驚醒，醒後有時還會大聲驚叫，大聲呼喊，同時手腳亂動，表情緊張，全身顫抖，有時持續20秒鐘後又呼呼大睡，第二天醒後一切又恢復正常。民間說法這就是夜驚。

夜驚有明顯的驚恐表情，怪聲咕叫，以及自主神經症狀，如心跳和呼吸加快，大汗淋漓，瞳孔散大，面色蒼白，使孩子的父母見了觸目驚心，但本人卻什麼也不知道，事後沒有

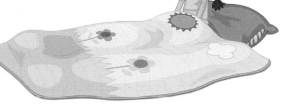

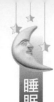

記憶。

夢魘是正在做夢的兒童自己從夢中驚醒，感到非常害怕，但是別人卻看不出什麼明顯的動靜。

夜驚嚇著別人，夢魘嚇著自己。

夜驚、夢魘有區別

夜驚，是睡眠障礙的一種，常見於4～12歲兒童，發病高峰年齡4～7歲，隨著年齡增長大多都能不治而癒，青春期後極少見，男略多於女。夜驚症主要表現為入睡後突然出現坐起尖叫、哭喊、雙眼直視或緊閉，手足亂動，表情驚恐，意識朦朧，可非常激動地自言自語，發作時對周圍無反應，一般很難喚醒。一旦喚醒則表現為意識朦朧、定向力不清。有的兒童表現為抓住家人或物品不放。偶可有幻覺，甚至出現自傷或暴力行為。清醒後對發作完全遺忘或僅有片段記憶。發作次數不定，可長時間發作一次，也可頻繁發作，多則可每晚數次。夜驚症的發生常見於入睡後的0.5～2小時。發作時腦電圖為深度睡眠波形，無異常波。

引起夜驚症主要原因有家庭問題、父母分離、家中意外事故、課業壓力、看恐怖電影電視節目等；過度疲勞、身體不適、體虛等情況下也可能誘發。

夜驚一般無需刻意治療。隨著年齡增長，待孩子神經生理發育成熟後，或排除了主要的心理因素，夜驚就會逐漸消失了。當孩子出現夜驚症狀時，如果孩子白天沒有異常，最好是繼續觀察幾天。若每天都出現夜驚的症狀並持續三周以上，家長就應帶孩子到小兒神經科進行諮詢，並根據醫生診斷的原因，看是否需要用藥（夜驚症嚴重的孩子便需要藥物的幫助，依靠藥物打亂孩子原有的睡眠週期，干擾病情發作）或採用心理療法。

　　作為父母為幫助孩子儘量避免出現夜驚症，可參考以下方法：

　　1.為孩子提供良好的睡眠環境，如室內空氣流通、正確睡姿、舒適寢具等。

　　2.幫助孩子放鬆身心、解除焦慮，如在孩子上床後，親切地陪孩子談談心，讓孩子甜美愉快地入睡，這能避免夜驚。

　　3.讓孩子白天多運動，增強體質，促進大腦神經遞質的平衡發展、提高睡眠品質。

夜驚可防可治

　　英國倫敦醫院從事兒童精神病治療的心理醫生發現，孩子夜驚在時間上都有相對恆定的規律，並在發作前有一些跡象。家長只要認真進行觀察，在接近孩子夜驚發作時間或有發作跡象時，提前15分鐘左右將孩子叫醒，醒後5分鐘左右再讓孩子重新入睡，這樣連續進行1周左右，大多數兒童的夜驚症便會治癒。

7.不是蟲子惹的禍──磨牙症

什麼是磨牙症？

　　磨牙症是指人在睡眠或醒著時出現無意識的上下牙齒彼此磨動或緊咬的行為，由於牙齒磨動時常伴有「咯吱咯吱」的聲音，通常也叫「咬牙」，又因它多發生在夜間睡眠時，又叫「夜磨牙」。

　　有學者研究，夜磨牙被認為和患者的社會心理特徵以及承受能力有關，夜磨牙患者有探險、衝動、急躁、悲觀、懼怕、易疲勞、離群等性格傾向。

　　人在6～13歲都處於換牙期，為適應上下牙齒磨合都會有磨牙現象，但過了換牙期的青少年和成人若常有磨牙的現象發生那就是一種

病態。

　　由於夜磨牙致使牙齒強烈的叩擊在一起，又沒有食物緩和，造成牙齒表面的保護物質過分磨損，使保護物質下面的牙本質暴露出來。輕者對冷、熱、酸、甜等刺激食物過敏；重者可導致牙床經常出血、發炎、牙齒鬆動甚至脫落。

　　此外，長期夜磨牙還會引發一系列的併發症。如：長期磨牙導致咀嚼肌得不到休息，造成咀嚼肌的疲勞和疼痛、腮幫疼痛；嚴重時引發頭痛、頸背部陣痛等；還會導致睡眠品質下降、記憶力減退、引發口臭或口腔異味、損傷聽力和味覺，導致心理抑鬱而悲觀厭世，甚至產生輕生等可怕後果。

　　傳統觀念認為，孩子夜間磨牙都是腸道寄生蟲導致的，而現代醫學研究證實，導致兒童睡眠磨牙原因有許多，以下幾種便很常見：

　　1.牙齒不整齊：有的孩子由於上下牙齒排列不齊，咬合不正常，以致咀嚼肌組織也不正常，晚上睡覺時，咀嚼肌常會不由自主地做舒縮活動，從而導致磨牙。

知識鏈結

兒童磨牙不必驚

　　睡眠中磨牙是兒童常見的一種症狀，對於換牙期的孩子來說，這期間上下牙剛剛萌出，牙齒之間的咬合還未完全適應，牙齒之間很可能高低不平，一些剛換的恆牙也有可能很銳利。通過磨牙，可磨去相互接觸時不協調的部分，消去高出的地方，使上下牙能形成良好的咬合接觸。對這種夜磨牙不必太擔心，隨著正常咬合的形成，夜磨牙現象會自然消失，無須治療。

2.睡姿不正確：有的孩子長期偏向一側睡覺，壓迫一側面頰，造成兩側咀嚼肌不協調，受壓一側的咀嚼肌易發生異常收縮而發生磨牙。

3.心理因素：由於課業壓力大，感到緊張、疲勞，或經常生活在焦慮、煩惱之中，睡眠中以無意識的磨牙來消除這種緊張，以求得精神上的放鬆。

因此，消除睡眠磨牙，關鍵是要注意放鬆孩子的心情，減輕課業負擔，創造寬鬆的生活環境。臨睡前也不要觀看緊張恐怖的影視節目，避免精神刺激。若是牙齒排列嚴重不齊的應去醫院矯正。此外，孩子若長期偏向一側睡覺，家長須及時幫助糾正，以減少磨牙的發生。

8.懶人變勤快，不寧腿在作怪——不寧腿綜合症

徐老先生以往不愛動，經常呆坐一整天，近日卻一反常態，每天早早起床急匆匆出門不是去跑步就是散步，徐太太心中竊喜，「想不到老頭子也要變三變」。

但漸漸地徐太太感到有點不對勁：老頭子睡覺時兩條腿一會兒伸直，一會兒彎曲，攪得被窩內直灌冷風，有時半夜三更不睡覺爬起來在客廳裡來回走動。詢問之後才知道徐老先生一直感到小腿不舒服，又酸又脹又癢又麻，像無數芒針在刺，運動時兩腿還舒服，但停下就不行了，晚上睡覺時更是難受得睡不著。趕緊去醫院檢查，原來徐老先生患了「不寧腿綜合症」。

什麼是不寧腿綜合症？

約80％不寧腿綜合症患者可伴有睡眠中週期性肢體運動症（PLMS），PLMS是在睡眠期間出現的肢體間歇性、刻板性、重複性骨骼肌一過性痙攣；典型患者每夜5～40秒發作1次，持續0.5～5秒；

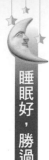

有時呈節律性的屈曲運動。

「不寧腿綜合症（RLS）」又稱「不安腿綜合症」，是一種常見的神經系統感覺運動障礙性疾病，可見於各種年齡，在中老年族群中發生率更高。主要表現為四肢感到針刺、酸麻、脹痛、蟲蝕、蟻走感等難以形容的異常感覺和不適，輾轉不安，以下肢為主，症狀在白天活動中不出現或很少出現，主要發生在入睡之前或在夜間坐著或躺著時，以及午休睡眠時出現，更常於晚上臨睡前或睡醒後出現症狀。可通過敲擊、捶打或揉捏下肢，或活動關節、走動後使症狀暫時減輕及緩解，但不久又會再次出現。活動下肢後可暫時緩解，因而，患者下床在室內或室外活動約30分鐘後再去睡覺，往往一個晚上反復多次，令人煩躁不安，嚴重影響人的睡眠與休息。由於「難受」的感覺影響入睡，使人常常伴有焦慮、煩躁不安，恐懼夜晚的到來。

「不寧腿綜合症」診斷標準

診斷不寧腿綜合症根據臨床表現必須符合以下四個基本條件：

1.有活動雙腿的強烈願望，常伴有腿部麻木和不適感。

2.靜止時運動症狀加重。

3.運動腿部可暫時緩解部分症狀。

4.症狀在晚上或夜間加重。

另外，還有兩個支持點可輔助診斷不寧腿綜合症：醒時下肢不自主運動；睡眠中下肢有週期性運動。

「不寧腿綜合症」的治療方式

治療方式分為非藥物治療和藥物治療。

非藥物治療常常與睡眠有密切關係，所以患者首先應注意養成科學的睡眠習慣，入睡前進行雙下肢按摩、泡溫水、進行針灸等，對減輕不寧腿綜合症的症狀有幫助。好習慣、好心態、和諧環境及良好的

人際關係，對預防不寧腿綜合症及取得好的療效都是有益的，應儘量做到。

藥物治療有左旋多巴、卡馬西平和加巴噴丁以及氯硝西泮等，這必須在醫生指導下使用。

9.夢裡出遊，醒來一場空——夢遊症

什麼是夢遊？

夢遊大多發生在非眼球快速運動睡眠階段，在腦電圖上屬無夢睡眠。夢遊者的軀體是睡著的，而感官方面卻是部分睡著；大腦皮層廣泛處於抑制狀態，但還有孤立的興奮灶。

夢遊是指在睡夢中無意識地起床行走，或從事某些活動，醒來對此一無所知的表現。一般人認為，夢遊者的眼睛是半開或全睜著的，他們的走路姿勢與平時一樣，夢遊者很少做出一些越軌的事，夢遊者多為兒童，男孩較多，年齡多在6～13歲之間，是由於兒童大腦發育不完善所致。隨年齡的增長，大腦抑制過程發育完善後，夢遊症自然消失。所以，夢遊症一般不用治療。如果發作頻繁，又嚴重者，可用藥物治療，但必須求助睡眠專科醫師。

為什麼會產生夢遊？

夢遊可能與以下幾個因素有關：

1.大腦皮質發育延遲：夢遊症大多發生於兒童，隨著年齡的增長會逐漸停止，這說明夢遊症可能與大腦皮質的發育延遲有關。

2.遺傳因素：有研究表明，夢遊症患者其家族中有類似病史的人是一般人的數倍。

3.不良情緒：日常生活不規律，環境壓力大，常有焦慮不安及恐

懼情緒。

4.社會心理因素：家庭關係不和諧，親子關係不佳，課業或工作壓力大及表現欠佳等。

夢遊是一種與睡眠有關的腦功能障礙。在正常情況下，在眼球快速運動階段的睡眠中，大腦會傳遞行動指令給肌肉運動系統，如夢見火災，大腦就命令雙腳拼命快跑。但人還有一種阻斷機制，能在睡眠時不讓信號傳遞到肌肉運動系統而使人能安穩地睡在床上。但若這種機制失調，人就會有行動，出現夢遊現象。

治療夢遊症時，必須心理治療和藥物治療同時進行。應該去除不良的精神因素，消除焦慮、恐懼和緊張情緒，改善睡眠環境，注意勞逸結合和加強運動；同時，根據不同年齡輔以適當劑量的鎮靜安眠藥物。

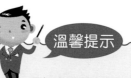

溫馨提示

別叫醒夢遊中的孩子

兒童夢遊症是一種較常見的睡眠障礙，男孩多於女孩，常有家族史。夢遊症多發生於睡眠最初的2～3小時內，持續時間為5～30分鐘。發作後有可能意識轉為清醒，也可能繼續入睡。多數孩子可隨著年齡的增加慢慢自癒。睡眠不足、有呼吸暫停、打呼、晚上睡眠不好、白天過度興奮等，都可能引起夢遊。家長見到孩子夢遊時最好不要去叫醒他，因為突然把他叫醒，容易使孩子心理產生焦慮和恐懼情緒，造成負面影響。家長應該做的是看著孩子以確保其安全，讓他慢慢回到自己床上睡覺即可。

10.旅行者的困惑──時差綜合症

什麼是時差綜合症？

　　時差綜合症是指在短時間內跨越多個時區的飛行以後出現的一組心理和生理方面的症狀。有研究表明，超過4個小時的時差變化人就會出現不同程度的時差反應，通常會出現疲勞、虛弱、情緒失控等問題，特別是老年人表現明顯。抵達目的地後的兩天內是時差綜合症最嚴重的時期，以後會慢慢好轉。這是因為如果人在一天內跨越不同時區，人體內控制血壓、體溫和血液中各種激素水準的「內部時鐘」可能會引發紊亂，從而會出現時差綜合症。

　　一般來說，每跨越一個時區約需要一天左右的時間才能夠使體內生理時鐘適應當地時間，在此期間，我們可能會經歷疲乏、迷茫、失眠、焦慮不安、精神渙散和失去食欲。我們所前往的方向也是一個重要的因素。向東飛行的影響往往要高於向西飛行。這是因為向西飛行時，你的「日子」往往會被延長，你的身體將有24～27小時來適應；而往東飛行時，你的「日子」將會被縮短至23小時甚至更短。

　　人的睡眠和覺醒狀態的交替是由生理時鐘控制的，完成一次交替週期約為24小時。這一過程的最高指揮部位於下丘腦的視交叉上核，通過接受來自視神經的光線信號來調節人體的覺醒狀態。外部環境中的光線條件變化會產生影響，甚至重新設定原有的節律。

如何避免「時差綜合症」？

　　比較好的方式就是出行前提前做好準備，具體如下：

　　1.食宿提前按照目的地的時間來進行，以減輕時差的影響。

　　2.在醫生指導下服用褪黑激素或短效安眠藥。

　　3.不妨嘗試定時強光照射刺激法。

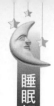
4.乘飛機前充分休息，避免臨走一刻才準備行李，以保持旺盛的精力。

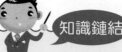

知識鏈結

時差綜合症可能導致腦萎縮

2001年在《自然神經科學》雜誌上，一些神經學的研究者發現時差綜合症將會導致腦萎縮，還將削弱一些大腦功能，其中就包括記憶功能。

研究是通過利用核磁共振成像等先進設備進行的，科學家們發現那些跨時區飛行較為頻繁的人們，如空服員，大腦中的右時間瓣也較小。右時間瓣是大腦中負責記憶和認知能力的部分。領導這項研究的英國科學家稱：在語言方面並沒有什麼影響，但一部分的短期記憶受到了影響，而對於一些抽象認知能力來說是一種嚴重的損壞。而那些經常進行跨時區飛行的乘客們也會受到時差綜合症的影響。

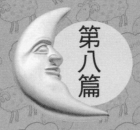

第八篇

健康睡眠的調適

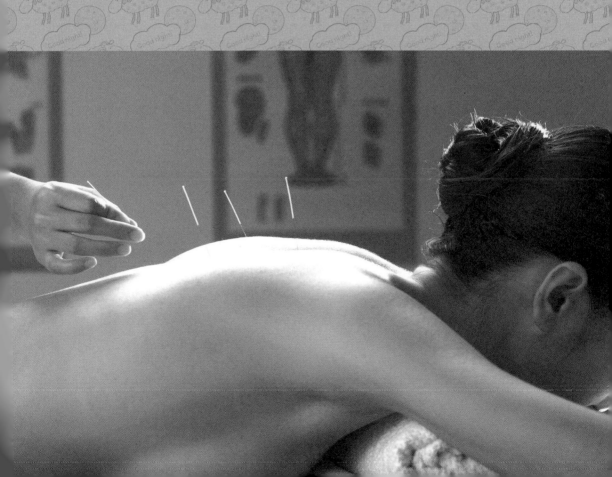

1.週末莫當愛睏一族

　　現代人的生活節奏快、工作忙、壓力大，睡眠明顯不足，一些學生、上班族常常利用週末、或節假日「蒙頭大睡」，這有用嗎？

　　一般認為一個正常成年人每天睡眠時間至少需要6小時，偶爾一兩天熬夜加班少睡一點是可以的，待工作做完後，或考試結束後每天早睡1～2小時，恢復體力精力即可，對身體無大礙，不必過分緊張。

　　然而由於作息時間不固定、壓力大、情緒不穩定以及不良習慣等，造成長期睡眠少於6小時，只是利用休假日來「補覺」，這種方法是不可取的。人的睡眠時間是由生理時鐘決定的，如果人的睡眠時間長期處在不停的變化中，就需要人體不斷的適應。在不需要睡眠的時間內睡覺，只會打亂睡眠規律，造成更嚴重的睡眠障礙。有的人週末睡覺，從上午睡到中午，從中午睡到晚飯，弄得頭昏腦脹，反而適得其反，影響到日後的規律睡眠。

　　正確的做法應該是養成早睡早起的習慣。如果前一晚睡得不好，第二天應該繼續日常工作，加強日間運動，這樣更有助於晚間沉睡，讓身體得到充分休息。也可以利用午飯後的時間小睡片刻，30分鐘左

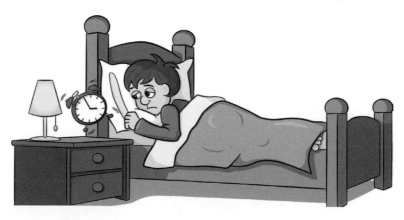

右的小憩即可很好地補充睡眠，睡眠品質要好於晚上多睡1小時。下午也能有充沛的精力完成工作學習任務。平時注意養成良好習慣，建立一套準備就寢模式，保持良好的心態。這樣才能放鬆心態，擁有一個美好的睡眠時間。

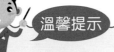

溫馨提示

「蒙頭大睡」不可取

有人喜歡「蒙頭大睡」，這種習慣不可取。因為人體吸進氧氣和呼出二氧化碳是通過肺進行的，新鮮的空氣裡如果有20％以上的氧氣，人就感到呼吸舒暢，神清氣爽；如果空氣中的氧氣減少，吸入體內的氧氣就不足，人就會感到胸悶、頭昏、全身酸軟。

蒙著被子睡覺會嚴重影響呼吸。因為頭蒙在被子裡空間很狹小，空氣難以流通，而我們吸入氧氣呼出二氧化碳，使得被子裡氧氣的含量越來越少，二氧化碳的濃度越來越高，肺內氣體交換發生障礙，易導致酸中毒、降低新陳代謝。早晨起來常常眼皮水腫，精神萎靡，沒精打采，甚至呵欠連連，渾身發酸，影響一整天的工作學習。

2.睡前不妨泡泡腳

「樹枯根先竭，人老腳先衰」。足浴療法在我國源遠流長，古人一直重視足部的鍛煉與保健，現代醫學也證實，用熱水進行足浴，無論是對安神助眠、祛病健身，延緩衰老，抑或是清潔足部污垢，消除足部異味等都大有裨益。

足部有豐富的血管神經組織、軀體感受器和內臟感受器，並有數百條神經末梢與大腦相連。各種足部刺激經感受器與神經的傳導，引起一系列的神經體液調節，從而達到增強人體抵抗力、防病袪病的目的。

足療治療失眠主要分為三大類：

1.熱水足浴法：熱水泡腳是一種簡便易行、效果可靠的自我保健、改善睡眠的良方。水溫以40～50℃，腳部感到暖和舒適為宜；水量以淹沒腳踝部位為佳；雙腳浸泡約10分鐘。這樣可以使局部毛細血管擴張，末梢神經興奮，血液循環加快，新陳代謝增強。長期堅持可對神經衰弱引起的頭暈、失眠、多夢等症狀有較好的輔助治療作用。

2.足部按摩法：在熱水泡腳的同時，用手緩慢、連貫、輕柔地按摩雙腳，先腳背後腳心，直至發熱為止。可有鎮靜安神、促進睡眠、調節氣血、改善循環，增強免疫力、預防疾病等作用。

3.中藥足療法：介紹兩個中藥泡腳治療失眠的民間驗方。驗方一：茱萸40克、米醋（白醋）適量，用茱萸煎汁，加入溫水，再加入米醋用蒸汽足浴盆浸泡雙足30分鐘，每日1次。驗方二：將夜交藤500克煎水去渣後，混入溫水用蒸汽足浴盆浸泡雙足30分鐘，每日一次。

古人認為：「春天洗腳，升陽固脫；夏天洗腳，暑濕可袪；秋天洗腳，肺潤腸濡；冬天洗腳，丹田溫灼。」因此，如果您長期受失眠困擾，不妨試一試熱水泡腳這一綠色純天然，經濟簡便又易行的方法。

3.按摩助你輕鬆入眠

按摩又稱推拿，它主要是通過人體表面一定部位或穴道，加以各種手法，來達到防病袪病、延年益壽的目的。這是一種簡單易學、便於操作、療效顯著、費用低廉、且無任何毒副作用的純天然療法。

　　中醫認為，按摩具有平衡陰陽，調整臟腑；疏通經絡，調和氣血；活血化瘀，消腫止痛；溫經散寒，祛風除濕等作用。現代醫學研究發現，按摩對呼吸、循環、消化、免疫、內分泌及神經系統的細胞、組織、器官都有一定的影響。以神經系統為例，輕柔而有節律的頭面部按摩有鎮靜安神作用，能解除大腦的緊張與疲勞。

　　以下介紹幾種按摩治療失眠的方法：

　　1.患者取仰臥位，術者坐於患者頭部上方，以右手食、中二指點按晴明穴3～5次後，以一指或雙拇指推法，自印堂穴向兩側沿眉弓、前額推至兩太陽穴處，操作5～10分鐘。然後雙手拇指分別抵於兩側太陽穴，換用餘下四指推擦腦後部風池穴至頸部兩側重複兩遍，再以雙拇指尖點按百會穴。

　　2.患者取俯臥位，術者在其背部用滾法，操作3～5分鐘。心脾虧損者，可多按揉心俞、脾俞；腎虛者，可多按揉腎俞（腰部兩側），關元俞，最後再點按神門、足三里、三陰交。

　　3.患者取坐位，術者站於患者右側，用右手五指分別置於頭部督脈、膀胱經及膽經上，自前髮際推向後髮際5～7次，然後術者站在患者之後，沿兩側之胸鎖乳突肌拿捏，拿肩井3～5次。

　　4.自我按摩法：頭部印堂穴（兩眉間）、太陽穴（眉梢與眼角交會處）各輕揉200次；眉梢與耳輪上端用指端或指腹抓頭皮至頭頂部200次；兩手指微屈成弓狀，第二指節緊貼印堂，由眉間向前額兩側來回抹40次；兩手拇指螺紋面，緊按風池穴，隨後按揉腦後，各30次，酸脹為宜；先將兩手搓熱，隨後掌心緊貼前額，用力向下擦到下頜，連續10次。

　　以上方法可單獨進行，也可擇其數種循環進行。按摩約半小時後您會感到頭部非常舒服、輕鬆，請閉上眼睛，做幾個深呼吸，不久您

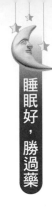
就會進入甜美的夢鄉。

當然，按摩治療失眠也需注意以下幾點：

1.在安靜、幽雅、空氣清新的環境中進行，保持心態平和，採取放鬆舒適的體位。

2.手法輕柔和緩，動作宜輕、宜慢，節律要均勻，保持適宜力度，不宜用力過大。

3.有嚴重心、腦、肺疾病，妊娠期婦女、年老體弱、酒醉之後均不宜按摩。

4.按摩時不可操之過急，應勤加練習，切忌三天打魚，兩天曬網。

5.按摩如能配合藥物、針灸、運動、情志調節、飲食調養等，能收事半功倍之效。

4.針灸，打開睡眠的通道

針灸是針法和灸法的合稱。針法是把毫針按一定穴位刺入患者體內，用撚、提等手法來治療疾病。灸法是把燃燒著的艾條按一定穴位熏灼皮膚，利用熱的刺激來治療疾病。

針灸治療失眠古來有之，《靈樞·根結》篇說：「用針之要，在於知調陰與陽，調陽與陰，精氣乃光，合形於氣，使神內藏。」闡明了針灸治療疾病具有協調陰陽的作用。

人體在睡眠正常的情況下，保持著陰陽相對平衡的狀態。如果有導致失眠的原因作祟，如心脾兩虛、陰虛火旺、心虛膽怯、胃氣不和等，均可導致陰陽失和而致失眠。針灸治療失眠的關鍵，就在於根據症候的屬性來調節陰陽的偏盛偏衰，使機體歸於陰平陽秘，恢復其正

常生理功能。如陽氣盛、陰氣虛可導致失眠；反之，陰氣盛、陽氣虛可導致嗜睡。兩者都可以取陰蹻的照海和陰蹻的申脈進行治療，但失眠應補陰瀉陽，嗜睡應補陽瀉陰。

具體的針法應根據患者失眠的類型辨證施治。

1.痰熱內擾屬實證，表現為失眠頭重，痰多胸悶，惡食噯氣，吞酸心煩，口苦目眩；苔膩而黃，脈滑數。治療：內庭、公孫、豐隆、神門等穴，針用瀉法。

2.肝鬱化火屬實證，表現為煩躁易怒，難以入睡；頭暈頭痛，胸脅脹痛，口苦，目赤；舌質紅，苔黃，脈弦數。治療：肝俞、大陵、行間、風池等穴，針用瀉法。

3.心脾兩虛屬虛證，表現為多夢易醒，心悸不安，頭暈目眩，肢倦神疲，飲食無味，面色少華；舌淡苔薄，脈細弱。取心俞、脾俞、足三里等穴，針用補法加灸。

4.心膽氣虛屬虛證，表現為失眠多夢，易驚醒，膽怯心悸；善驚易怒，氣短倦怠；舌質淡，脈弦細。取心俞、膽俞、陽陵泉、丘墟等穴，針用補法。

5.陰虛火旺屬虛證，表現為心煩不寐，或稍入睡即醒；頭暈，耳鳴，腰酸膝軟，遺精，健忘，手足心熱，口乾咽燥；舌質紅，脈細數。治療太溪、大棱、腎俞、心俞等，針用補瀉兼施。

艾灸治療失眠能起到養心安神的作用，可以神門、心俞、足三里、太溪、百會、腎俞為主穴。神門穴能養心安神，心俞穴能理氣寧心，足三里穴能使氣血源源不斷生長，太溪、腎俞穴能滋陰補腎，百會穴能通暢腦氣、寧靜心神。所以艾灸上述幾個穴位，能增進睡眠。

灸法一：每晚臨睡前，在百會穴按照艾卷溫和灸法，施灸10～15分鐘，以病人有溫熱舒適感為度。可起到養心安神助睡眠的作用。

灸法二：取神門、心俞、足三里、太溪、百會、腎俞。每穴用艾卷懸灸10～15分鐘，每日1次，10～15次為一療程，選睡眠前灸治則效果更好。

針灸治療失眠以其簡單易學、操作方便，無毒副作用的環保綠色療法深受國人喜愛，也逐漸被世界各國人民所接受認可，失眠的朋友不妨一試。

5.先睡心，後睡眼

許多人都有過這樣的失眠經歷：心神不寧，即使強行閉上眼睛，腦子裡依然翻江倒海，思緒萬千，無法入眠。這就是沒有把握好「先睡心」的秘訣。

造成失眠的心理因素很多，精神緊張、興奮、抑鬱、恐懼、焦慮、煩悶等最為常見，還有諸如工作和學習壓力過大、社會競爭加劇，行為步伐過快等。長此以往會造成精神萎靡不振、頭昏腦脹、耳鳴、健忘、注意力不集中、思維能力下降、效率降低、易導致神經衰弱、機體抵抗力下降甚至加速衰老。

先睡心就是要睡前保持「靜心」。現代生活節奏越來越快，生活和工作壓力不斷增大，但在睡眠時應該拋開白天的煩惱，心靜則萬物靜，真正靜下心來去除雜亂意念，身心釋負，才能進入理想「睡境」。

睡前「調心」具體有以下方法：

第一，別把工作中的煩惱帶上床。有人習慣於在床上思考一些白天棘手的事情，這必然會引起焦慮和煩躁。白天的事情應該留在白天去處理，晚上特別是上床以後可以看看書、聽聽音樂，放鬆一下心情。

第二，別把臥室變成娛樂場。現代人的生活豐富多彩，而一些

人喜歡把電視、音響、遊戲機、電腦等放在臥室裡，躺在床上還不停歇，這樣難以營造一種安靜平和的睡眠氣氛。其實臥室不是娛樂場，它就是我們睡覺的地方。

第三，睡前時光在安靜中度過。入睡前半小時最好做一些輕鬆、平和的事情。要想使夜間能安穩入睡，不宜進行過分刺激和激動人心的娛樂活動。

第四，睡前不要抽煙、飲酒，因為煙酒都有刺激與興奮大腦皮層的作用，常使人輾轉反側難以入眠。

6.失眠的心理治療

失眠與心理因素關係十分密切，有研究表明85.6%的失眠是由心理因素造成的。工作不順心、課業壓力大、家庭關係緊張，經濟負擔重、情感受挫、人際關係處理不好、生活單調、精神空虛等因素，都會導致焦慮、緊張、煩躁、抑鬱等負性情緒，從而影響到睡眠，甚至出現嚴重失眠。

有些失眠症患者對失眠的嚴重性認識不足，對失眠和失眠後果過分擔憂，從而出現焦慮、恐懼心理，這更加劇了失眠，使患者陷入到惡性循環之中。

失眠的心理治療包括支持性心理治療和認知行為治療。

支持性心理治療包括：解釋、鼓勵、保證、指導和促進環境改變這五個方面。認真地傾聽失眠症患者的述說，建立起良好的醫患關係，解釋患者失眠的原因，激發患者戰勝失眠的勇氣，鼓勵患者戰勝失眠的信心。安慰、保證、指導同樣也是很重要的。針對失眠所導致的身體上種種不適，進行詳細的檢查，對發現的問題如能馬上解決

的，應立即著手解決，以消除患者的顧慮。最後促進患者積極地改變自身和環境，以正向的心態應對人生的種種挑戰，只有這樣才能徹底和失眠告別。

認知行為療法認為，失眠主要是由於一些不正確的或適應不良的情緒和行為造成的，其來源於不正確的認知方式。

失眠症患者主要的錯誤認知有：

1.對睡眠的期望值較高，認為自己睡眠時間嚴重不足，致使自己的大腦和身體得不到充分休息。

2.錯誤地將整夜做夢與腦力得不到恢復聯繫起來。

3.將身體上的種種不適都認為是失眠造成的。

4.錯誤地認為失眠導致了自己焦慮、抑鬱、恐懼等情緒。

5.雖採取了一些措施，但療效不佳，對治療失去了信心。

針對上述錯誤的認知，醫生除了給予必要的合理解釋外，還可採取合適的行為訓練以幫助改善失眠者的症狀，說明如下：

1.睡眠的時間因個人年齡、環境和工作性質而定，只要自己白天精力充沛，能完成工作、學習的任務，不必在意每天睡眠時間的長短。

2.幫助患者認識到做夢並不影響睡眠，夢只是大腦的一種生理機制，而且每個人都在做夢。而長期的噩夢連連可能是睡眠過淺，或其他因素干擾了睡眠。其實只要正確認識做夢的機制，避免因「整夜做夢」而帶來焦躁不安，您就會獲得一個高品質的睡眠。

3.幫助患者認識到身體上的種種不適感並非失眠所致，而是對失眠的焦慮、恐懼、緊張情緒造成或加劇了身體不適。

4.幫助患者分析治療效果不佳的原因，合理地指導用藥，幫助患者走出睡前緊張、焦慮、恐懼的心理。進行合理的情緒疏導。

5.對患者進行睡眠健康教育。包括睡前不抽煙、不喝酒、不做劇

烈運動；不吃過於油膩的食物，不要過飽，也不要過饑；不要長時間在床上看電視、上網等。注意睡眠環境，包括溫度、雜訊、光線，均應調節至最佳。

6.建立床與睡眠的關係。要求患者只有在睡意來臨時才上床，如15分鐘內無法入睡，應該離開臥室進行其他活動如看書、聽音樂、做家務等。建立起不睏不上床的習慣，並嚴格限定每天在同一時間起床。

知識鏈結

　　認知行為治療是針對特定的不合理的睡眠認知進行矯正，挑戰它們的有效性，通過認知重構技術，使患者認識到這些不良認知，並能積極應對、修正、改變，在反復實踐和強化中提高患者的社會適應能力，從而徹底擺脫失眠。

7.放鬆暗示，安然入眠

　　生活在這個浮華的世界裡，我們每天經歷的很多，計較的也會很多，而帶來的煩惱也很多。看看周圍的朋友熟人，有的升官了，有的出國了，有的住上豪宅、開名車了，凡此種種越看越眼紅、越看越心焦。於是感慨人生常有不如意處，心情難免沉重，失眠也就不期而遇了。

　　其實我們都是平凡人，生活在物欲、名利的紛擾之中，競爭使我們不敢懈怠，生活之弦繃得太緊了。其實人生大可不必這樣，還有那麼多比金錢、地位更重要的東西。親情友情愛情，這些都是生活必不可少的東西，人生還是有許多淡泊寧靜的快樂。我們又何必自尋煩惱，長夜無眠呢？

對於長期受失眠困擾的人，也許放鬆心情、學會一些鬆弛、暗示的方法，可有事半功倍的效果。

選擇一個刺激少、安靜的環境，以舒服的姿勢仰臥，消除身體的力量，儘量使自己的頭腦變得空虛，然後進行腹式呼吸。閉上眼睛，自然呼吸。把注意力集中在雙手或雙腳上，使緊張的肌肉極度鬆弛，用沉重感來逐漸體驗肌肉放鬆的程度。默念一些自我暗示的話語：「我感到腳越來越沉重了」，「我感到下肢也越來越沉重了」，「我的身體感到越來越沉重了」。堅持一段時間的訓練，一般都能在練習過程中輕鬆入睡。

發揮想像的力量也是一種放鬆暗示的方法。具體的做法是：躺在床上放鬆身體，閉上眼睛做幾次深呼吸，想像有一塊法力無邊的輕紗從額頭到眼睛、鼻子、耳朵慢慢地蓋下，使你與外界的雜訊及刺目的光線隔絕，這樣你可以在溫暖安靜的環境中漸漸入眠。

幻想你在青山翠谷中幽靜的小路上慢慢地走向山谷，漸漸地有雲霧把你托起，你的身體越來越輕，騰雲駕霧般漂浮在清幽的山谷中，好不自在，慢慢地你就能漸入睡眠狀態。

閉上眼睛，想像一下在夕陽西下的大草原上，光線逐漸地黯淡了下來，草原上的一些動物也昏昏欲睡，去尋找牠們懶洋洋地臥倒在大草原上的感覺，懶散得動也不想動的感覺。

想像著自己舒服地躺在柔軟的海灘上，沐浴在溫暖的陽光裡，耳邊不斷響起陣陣濤聲，此刻的自己懶洋洋地躺在沙灘上，拋開一切苦惱的事昏昏欲睡。

要做到謝絕繁華、返璞歸真是不容易。但古來萬事東流水，世間萬物皆如此，請放鬆您的心情，也許您會在寧靜、祥和、溫馨的環境中安然入睡。

8.練練瑜伽，輕鬆睡吧

瑜伽起源於印度，距今有五千多年的歷史。它是一個運用古老而易於掌握的方法，提高人們生理、心理、情感和精神方面的能力，使身體、心靈、精神達到和諧統一的一種運動形式。

瑜伽的功效除了有調適身心、消除緊張、開發潛能、塑身減肥外，還有防病治病、防治失眠等作用。瑜伽不僅適合於女性練習，同樣也適合於男性和老年人，瑜伽的最初練習者或稱發明者其實就是古印度的得道高僧。

如果您是常年坐辦公室的上班族，由於長期缺乏運動，時常會感到頸椎、腰背部酸痛，也許以下幾個簡單的瑜伽動作可以幫助您舒緩酸痛、順暢呼吸、安穩睡眠。具體的動作有：

1.雙手交叉伸直，向身體內翻轉，幫助鬆弛手腕以及肩部的緊繃肌肉。

2.雙手在背後上下相扣，或者在背部合十，有利於活動肩關節。

3.盤腿而坐，頸部向前、向後儘量拉伸，活動頸椎。

4.盤腿或者站立，身體向一側拉伸至極限，幫助腰部及背部的活動。以上動作每天3次，每次10分鐘。

睡前瑜伽冥想法可放鬆大腦，進入安靜的內心世界，同樣可有鎮靜安神、調適睡眠的作用。按瑜伽冥想姿勢坐好，閉上眼睛，注意力集中於自己的呼吸。深吸一口氣。呼氣時先發出「O」的聲音，然後合上嘴唇，發出「M」的聲音，直到這口氣徹底呼出，然後再吸氣重複。反復進行。發出的聲音要足以讓自己的耳朵聽到，注意力集中在語音上，體會它在大腦中的回音。每晚於睡前練習半個小時。

在古代，印度人喜愛在喜馬拉雅山上練習瑜伽，完全是天籟般大

自然的聲音。經過幾千年發展起來的瑜伽音樂，同樣可使我們清新脫俗、遠離雜念。每晚聽一聽瑜伽音樂會讓你寧靜祥和、釋然自己。瑜伽音樂的旋律優美，婉轉動聽，其音寧靜、清淡、脫俗、高雅，其來自於大自然的氣息沁人心脾、滋潤心靈。您可在練習瑜伽時作為背景音樂，也可以在臨睡前單獨聽。只要您持之以恆地聆聽曼陀羅音樂，便可去除心意的雜念，有催眠、解除疲勞的作用，甚至達到天人合一、人我兩忘的境界而安然入眠。

慢，是一種態度，慢，是一種生活方式，慢，更是一種能力，一種自然、從容、平和的心態，瑜伽從「慢」、「靜」入手，達到自然和諧、物我兩忘的境界。

9.聽聽音樂，做個好夢

在語言產生以前，人類就已經知道用聲音的高低、強弱等來表達自己的情感。在人類的進化過程中，產生了節奏統一的勞動口號，這便是音樂的雛形。而當人們慶賀收穫、分享勞動果實時，以敲打石器、木器來表達自己喜悅、歡樂之情，這便是樂器的雛形。

然而自從人類逐步進化，我們的生活方式也發生了根本的改變，失眠也就逐漸成為威脅人類健康的頭號敵人。治療和預防失眠的方法有很多，音樂療法是其中之一。優美的音樂可以使緊張的心情得以放鬆，可以調節情緒、舒緩壓力，一些旋律優美、節奏明快、聲音悅耳的古典樂曲和輕音樂，對睡眠有很大的幫助。

音樂治療不同於一般的音樂欣賞，它是在特定的環境氣氛和特定的樂曲旋律、節奏中，使患者心理上產生自我調節，從而達到治療失眠的目的。

音樂的選擇有以下幾類：

1.大自然的聲音：山泉、溪水的叮咚聲，森林中的鳥語花香、春風秋雨聲，這些都會給人一種寧靜、清新的感覺。

2.民族音樂：《春江花月夜》、《二泉映月》、《平湖秋月》、《漁舟唱晚》等。

3.西洋交響樂：莫札特的《催眠曲》、孟德爾的《仲夏夜之夢》、海頓的《G大調托利奧》、舒曼的小提琴不夜曲《幻想曲》等。

中國古代流傳下來的一些古曲，對失眠有很好的輔助治療作用。這些音樂曲調爽快鮮明，對於由精神憂鬱所導致的失眠有很好的療效。另有「音樂安神法」，代表樂曲有梁代古曲《幽蘭》、晉代古曲《梅花三弄》等，這些曲調清幽柔美，對於驅除焦慮煩躁引起的失眠有很好的效果。

在寧靜的夜晚，聆聽讓心情愉快的音樂，可舒緩身心，讓大腦處於放鬆催眠的狀態。而單調的聲音或慢拍音樂能使人昏昏欲睡，輕鬆悅耳的音樂可以讓心靈親近自然，讓您在柔美安詳的音樂聲中進入沉沉的夢鄉。

溫馨提示

運用音樂療法治療失眠，通常選擇在睡前2小時進行，曲調不宜單一，以免生厭，時間控制在30分鐘左右，音量不要過大，舒適為宜，應控制在60分貝以下。

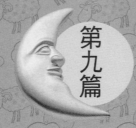

第九篇

健康的睡眠評估

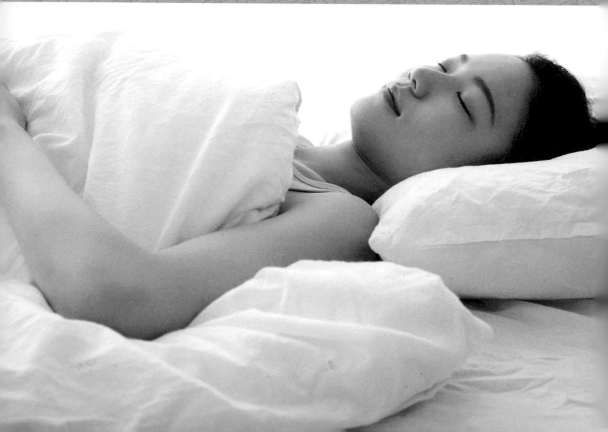

1.睡眠品質衡量標準的兩個誤區

時間長短

　　許多人認為衡量睡眠的重要指標是時間。也就是說，看你每夜睡眠的時間是否達到8小時。其實，睡眠好不好，並無嚴格的時間標準。因為睡眠的絕對時間伴隨人的不同生活階段（嬰幼兒期、青少年期、成年期、老年期等），有明顯的時間差異。成年人正常睡眠時間大約為7～8小時。

　　另外，每個人的生活習慣、職業特點、健康狀態等不同，也會造成睡眠時限上的區別。睡眠過少（每晚不足3～4小時）不行，反之，睡眠過多（每天在10小時以上），醒後昏昏沉沉，疲勞乏力，精神不振，也不行。總之，睡眠沒有一個十分嚴格的時間界定，缺乏準確的時間指標，睡眠時間的個體差異較大，因人而異，不可一概而論。有人睡眠時間很短，也可獲得充分休息，精力充沛地工作。

是否做夢

　　有不少人認為衡量睡眠的重要指標是睡眠期間是否做夢。其實，睡眠做夢是一種正常生理現象，一般人在每夜睡眠可做夢4～6次，總共時間不超過2小時，這既不會損傷大腦，也不會影響健康。至於有些人感覺在睡眠時整夜都在做夢，這與個人的性格、情緒、社會閱歷、經驗和文化背景等有關。如：情緒抑鬱者常常睡眠不安穩，易從夢中醒來，而感覺夢境甚多；性格內向的人很在意自己的感受，睡眠較淺，容易從夢中驚醒，並對夢中的情景記憶清楚，也會感覺做夢多；心情豁達的人，睡眠容易深沉，即使做夢，醒後也記憶不清，相對自我感覺夢境較少。因此，用是否做夢來衡量是不確切的，用做夢多少來說明睡眠好壞也是不對的。

2.睡眠健康簡易自測

　　以下測試可幫助您認識和發現睡眠疾患的徵兆，當然它不能完全代替醫學診斷。

1.聽別人說我睡覺時會打呼。　　　　　　　　　　　　　　□是 □否

2.有人反映我在睡覺時呼吸會受到抑制。　　　　　　　　　□是 □否

3.我有高血壓。　　　　　　　　　　　　　　　　　　　　□是 □否

4.我的朋友和家人經常說我情緒不佳或暴躁易怒。　　　　　□是 □否

5.我希望得到更多的精力。　　　　　　　　　　　　　　　□是 □否

6.我在整夜睡眠中都在冒汗。　　　　　　　　　　　　　　□是 □否

7.我已注意到在夜間我的心臟有不規則的跳動。　　　　　　□是 □否

8.我在早晨起床時頭痛。　　　　　　　　　　　　　　　　□是 □否

9.晚上睡覺時我會因喘不過氣突然醒來。　　　　　　　　　□是 □否

10.我非常胖。　　　　　　　　　　　　　　　　　　　　　□是 □否

11.我對性生活逐漸失去興趣。　　　　　　　　　　　　　　□是 □否

12.我總感覺困乏思睡並努力與之抗爭。　　　　　　　　　　□是 □否

13.我會因為口乾而在夜間頻繁醒來。　　　　　　　　　　　□是 □否

14.我入睡困難。　　　　　　　　　　　　　　　　　　　　□是 □否

15.我總是思緒飛轉，即使在睡覺時也絲毫沒有睡意。　　　　□是 □否

16.我可以預料到我將要出現的睡眠問題。　　　　　　　　　□是 □否

17.我一旦醒來很難再入睡。　　　　　　　　　　　　　　　□是 □否

18.我總是在擔心一些事情，很難放鬆。　　　　　　　　　　□是 □否

19.我總是在醒來之後還是感到沒有睡夠。　　　　　　　　　□是 □否

20.在我入睡前，我總有30分鐘甚至更長時間是醒著躺在床上。□是 □否

21.我經常感到憂愁和沮喪。　　　　　　　　　　　　　　　□是 □否

22.在工作或學習中我難以集中精力和富於效率。　　　□是 □否

23.當我憤怒或驚訝時，我的肌肉卻是鬆弛的。　　　　□是 □否

24.我在開車時經常打瞌睡。　　　　　　　　　　　　□是 □否

25.我經常處在昏昏欲睡的狀態。　　　　　　　　　　□是 □否

26.即使在醒著的時候，我也有置身夢境的感覺。　　　□是 □否

27.在公共場合如電影院或聚會時我也會睡覺。　　　　□是 □否

28.因為想睡覺以致給工作帶來麻煩。　　　　　　　　□是 □否

29.在剛睡著時就會做夢，哪怕小睡、打盹都會做夢。　□是 □否

30.無論我如何努力保持清醒，在白天總是不能阻止睡意襲來。□是 □否

31.在我的睡眠中有過全身麻痹或近於癱瘓的感覺。　　□是 □否

32.我的下肢肌肉會緊張，這種緊張與運動時緊張是不一樣的。□是 □否

33.我注意到或聽別人說過，我睡覺時發生痙攣或肌肉抽搐。□是 □否

34.有人告訴我，我在睡覺時踢腿。　　　　　　　　　□是 □否

35.當我快要睡著的時候，我感到下肢有疼痛或麻癢的感覺。□是 □否

36.在晚上我有過腿痛或抽筋的經歷。　　　　　　　　□是 □否

37.有時我無法在夜裡保持下肢安靜不動，須不停移動雙

　　腿才感到舒服。　　　　　　　　　　　　　　　□是 □否

38.儘管我整晚都在睡覺，但在白天還是感到昏昏欲睡。□是 □否

說明：

　　1～13題主要測試睡眠呼吸暫停綜合症。如果在這13道題中，您有任意3題以上選「是」，說明您已出現睡眠呼吸暫停綜合症的症狀，請及時到正規醫院去看睡眠專科醫生；如果僅有一兩題選「是」，還不足以說明您出現睡眠呼吸暫停綜合症的症狀，但須提醒您加以重視；如果全部選「否」，則完全沒有必要在此方面為自己擔心。

14～21題主要測試失眠症。如果在這8道題中，您有任意3題以上選「是」，說明您已出現失眠症的症狀，請及時到正規醫院去看睡眠專科醫生；如果僅有一兩題選「是」，還不足以說明您出現失眠症的症狀，但須提醒您加以重視；如果全部選「否」，則完全沒有必要在此方面為自己擔心。

22～31題主要測試嗜睡及發作性睡病。如果在這10道題中，您有任意3題以上選「是」，說明您已出現嗜睡及發作性睡病的症狀，請及時到正規醫院去看睡眠專科醫生；如果僅有一兩題選「是」，還不足以說明您出現嗜睡及發作性睡病的症狀，但須提醒您加以重視；如果全部選「否」，則完全沒有必要在此方面為自己擔心。

32～38題主要測試夜間週期性腿動。如果在這7道試題中，您有任意3題以上選「是」，說明您已出現夜間週期性腿動的症狀，請及時到正規醫院去看睡眠專科醫生；如果僅有一兩題選「是」，還不足以說明您出現夜間週期性腿動的症狀，但須提醒您加以重視；如果全部選「否」，則完全沒有必要在此方面為自己擔心。

以上四種睡眠疾患並不是孤立的，您有可能同時患有兩種以上的睡眠疾病，也有可能是一種疾病造成了多種症狀。即使自測出這樣的徵兆也不必驚慌，只需要您及時去看睡眠專科醫生。如果在所有試題中全部選「否」，說明您與上述最常見的四種睡眠疾患無關。

3.睡眠品質自我評估

　　以下的評估是根據世界衛生組織（WHO）有關標準要求制定，用於記錄你對自己睡眠品質（深睡眠）情況的自我評估，總分小於4分，睡眠品質尚可；總分在4～6分，睡眠品質較差；總分在6分以上，睡眠品質很差，嚴重影響身心健康，需要學會調整。

入睡時間：
0分：馬上入睡
1分：年輕人超過30分鐘以上不能入睡
2分：到半夜12點以後才能入睡
3分：老年人超過40分鐘不能入睡

夜間甦醒：
0分：睡眠深，中途不易驚醒
1分：醒後又入睡中間不超過5分鐘
2分：夜裡醒來時間超過5分鐘以上
3分：夜裡醒來時間超過40分鐘以上

早醒：
0分：不早醒
1分：比平時早醒30～60分鐘
2分：比平時早醒1～2小時
3分：後半夜基本醒著

睡眠深度：
0分：睡著沉，不易喚醒
1分：睡著，但易驚醒
2分：感覺整夜都在做夢，對外面的動靜很敏感
3分：基本沒睡著

像沒睡似的夢境情況：
0分：被喚醒時沒有做夢，或感覺做過，
　　　但想不起來
1分：被喚醒時在做夢，內容很清楚

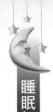

白天情緒：	0分：情緒正常、穩定
	1分：情緒不穩定，急躁，易怒
	2分：情緒低落

白天身體狀況：	0分：精神好，活力充沛
	1分：無精打采，反應下降
	2分：記憶力下降、健忘

氣色（臉色）：	0分：臉色紅潤有光澤
	1分：臉色蒼白或晦暗或憔悴
	2分：眼瞼鬆弛，皺紋增加

4.你失眠了嗎？

以下有9個與失眠有關的問題，如果與你符合的情形超過3個以上，那就表示你需要注意睡眠的健康管理了。

- 躺在床上，超過一個小時才能睡著。
- 自覺睡得很淺。
- 沒有特殊原因，半夜醒來兩次以上。
- 頻頻做夢，自覺苦惱。
- 很早就醒來，無法再入睡。
- 睡醒後，仍感到十分疲憊。
- 要經過一番掙扎才能起床。
- 白天精神恍惚，反應力不如別人。
- 需要專心的時候卻打瞌睡。

5.阿森斯失眠量表

以下是國際公認通用的阿森斯失眠量表，根據自身的實際情況選擇答案，將自己上個月每週經歷至少3次的項目圈點出來：

1. 入睡時間（關燈後到睡著的時間）

0.沒問題　1.輕微延遲　2.顯著延遲　3.延遲嚴重或沒有睡覺

2. 夜間蘇醒

0.沒問題　1.輕微影響　2.顯著影響　3.嚴重影響或沒有睡覺

3. 比期望的時間早醒

0.沒問題　1.輕微提早　2.顯著提早　3.嚴重提早或沒有睡覺

4. 總睡眠時間

0.足夠　1.輕微不足　2.顯著不足　3.嚴重不足或沒有睡覺

5. 總睡眠品質（無論睡多長）

0.滿意　1.輕微不滿　2.顯著不滿　3.嚴重不滿或沒有睡覺

6. 白天情緒

0.正常　1.輕微低落　2.顯著低落　3.嚴重低落

7. 白天身體功能（體力或精神：如記憶力、認知力和注意力等）

0.足夠　1.輕微影響　2.顯著影響　3.嚴重影響

8. 白天思睡

0.無思睡　1.輕微思睡　2.顯著思睡　3.嚴重思睡

評分標準：

總分小於4分，無睡眠障礙；總分在4～6分，可疑失眠；總分在6分以上，失眠。

6.匹茲堡睡眠品質指數

匹茲堡睡眠品質指數（pittsburgh sleep quality index，簡稱PSQI）為匹茲堡大學精神科醫生Buysse博士等在綜合概括前人文獻和有關測試工具的基礎上，於1996年編制而成，因其簡單易行，信度和效度較高，並且與多導睡眠腦電圖測試結果有較高的相關性，已成為國外研究睡眠障礙及臨床評定的常用量表。

適用範圍：適用於睡眠障礙患者、精神障礙患者的睡眠品質評價、療效觀察、一般人群睡眠品質的調查研究，以及睡眠品質與身心健康相關性研究的評定工具。

PSQI量表：

姓名 _____ 性別 _____ 年齡 _____ 編號 _____ 日期 _____

下面一些問題是關於您最近1個月的睡眠情況，請選擇或填寫最符合您實際情況的答案。

1.近1個月，您對自己睡眠品質的整體評價：

（1）非常好（2）好（3）不好（4）非常不好

2.近1個月，從上床到入睡通常需要_____分鐘。

3.近1個月，您每天晚上真正睡著的時間有多少_____。

4.近1個月，您的習慣性睡眠效率。

$$\left(\frac{睡眠總時數}{躺在床上所花費的時間}\right) \times 100\%$$

5.近1個月，因下列情況影響睡眠而煩惱：

●入睡困難（30分鐘不睡）：

（1）無（2）＜1次/周（3）.1～2次/周（4）.≥3次/周

●夜間易醒或早醒：（1）無（2）＜1次/周（3）1～2次/周（4）≥3次/周

●夜間去廁所：（1）無（2）＜1次/周（3）1～2次/周（4）≥3次/周

- 呼吸不暢：（1）無（2）＜1次/周（3）1～2次/周（4）≥3次/周
- 咳嗽或鼾聲高：（1）無（2）＜1次/周（3）1～2次/周（4）≥3次/周
- 感覺冷：（1）無（2）＜1次/周（3）1～2次/周（4）≥3次/周
- 感覺熱：（1）無（2）＜1次/周（3）1～2次/周（4）≥3次/周
- 做噩夢：（1）無（2）＜1次/周（3）1～2次/周（4）≥3次/周
- 疼痛不適：（1）無（2）＜1次/周（3）1～2次/周（4）≥3次/周
- 其他影響睡眠的事情：

  （1）無（2）＜1次/周（3）1～2次/周（4）≥3次/周；如有，請說明。

6.近1個月，您使用藥物助眠的情況：

  （1）無（2）＜1次/周（3）1～2次/周（4）≥3次/周

7.近1個月，您常感到睏倦嗎：

  （1）無（2）＜1次/周（3）1～2次/周（4）≥3次/周

8.近1個月，您做事情的精力不足嗎：

  （1）沒有（2）偶爾有（3）有時有（4）經常有

計分方式：

第1題：選1得0分，選2得1分，選3得2分，選4得3分。

第2題：≤15分鐘得0分，16-30分鐘得1分，31-60分鐘得2分，＞60分鐘得3分

第3題：＞7小時得0分，6-7小時得1分，5-6小時得2分，＜5小時得3分

第4題：≥85%得0分，84%-75%得1分，74%-65%得2分，＜65%得3分

第5題：選1為0分，選2為1分，選3為2分，選4為3分；本題加總小計：0分
　　　得0分；1-9分得1分；10-18分得2分；19-27分得3分

第6題：選1得0分，選2得1分，選3得2分，選4得3分

第7-8題：選1為0分，選2為1分，選3為2分，選4為3分；兩題加總小計：
　　　　0分得0分，1-2分得1分，3-4分得2分；5-6分得3分

使用說明：累計各項得分即為PSQI總分，總分範圍為0～21分，得分越高，表示睡眠品質越差。

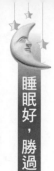

7.睡眠障礙評定量表

　　睡眠障礙評定量表（Sleep Dysfunction Rating Scale，SDRS）用以評定失眠的嚴重程度。量表共有10個項目，採用0～4分五級評分，各項目均有評定指導語和評分標準。量表內容基本涵蓋失眠症的症狀，著重對失眠的嚴重度進行總體評價，也可對失眠的不同臨床表現形式進行概括描述。

表：睡眠障礙評定量表（評定三天來的睡眠情況）

量表項目	主要功能
1.睡眠充分否	睡眠時間及其對社會功能影響的總體主觀感受
2.睡眠品質	睡眠品質的主觀體驗
3.睡眠長度	總睡眠時間的客觀記錄
4.早段失眠，頻度	難以入睡發生頻率
5.早段失眠，程度	入睡困難程度及睡眠潛伏期的客觀記錄
6.中段失眠，頻度	睡眠不深，中途醒轉頻率
7.中段失眠，程度	睡眠不深而醒轉後再次入睡情況
8.末段失眠，頻度	早醒發生頻率
9.末段失眠，程度	早醒時間
10.醒後不適感	因失眠而造成的不適感，如：頭暈、睏倦、疲乏等

　　1.信度分析：相隔3~7天的重測信度為0.8（P＜0.001）；量表各項目的α係數為0.85～0.88，量表總α係數為0.88。

　　2.效度檢驗：校標效度，SDRS總分與CGI-的相關係數為0.70（P＜0.001），說明SDRS有較高的校標效度，能有效反映失眠的總體嚴重程度。

8.愛潑沃斯思睡量表

愛潑沃斯思睡量表就是一種思睡自測量表，它也是國際公認通用的量表，使用方便，簡單易行。這是指最近幾個月的通常生活情況，請在4個答案中選擇1個最符合你情況的答案。

以下情況時打瞌睡的可能：

❶ 坐著閱讀書刊

❷ 看電視

❸ 在公共場合坐著不動（如劇院、開會）

❹ 乘坐汽車超過1小時，中間不休息

❺ 環境許可，在下午躺下休息

❻ 坐下與人談話

❼ 午餐未喝酒，餐後安靜地坐著

❽ 遇堵車時停車數分鐘以上

A.從不打瞌睡

B.輕度打瞌睡

C.中度打瞌睡

D.嚴重打瞌睡

評分標準：選A者計0分；選B者計1分；選C者計2分；選D者計3分。8種情況的分數相加，總分在0～24分之間。總分大於6為嗜睡；總分大於10為非常嗜睡；總分大於16為有危險性嗜睡。如果在今後2周內每晚睡足8小時，評分沒有改善，建議你去看醫生。

9.寶寶睡眠評估

　　寶寶就是在睡眠中長大的，如果寶寶睡得不好或發生一些睡眠問題，將會嚴重地影響生長發育。那麼，你的寶寶睡眠品質如何？來為寶寶的睡眠評分吧。

評估指標：

1.寶寶每天要睡多久？（包括白天和晚上）

　　6個月～1歲

　　A.每天睡眠時間不足11個小時

　　B.每晚能睡12個小時左右

　　C.每天可睡上13個小時

　　D.每天加起來能睡14個小時

　　1～2歲

　　A.每天睡眠時間不足10個小時

　　B.每晚能睡11個小時左右

　　C.每天可睡上12個小時

　　D.每天加起來能睡13個小時

　　2～3歲

　　A.每天睡眠時間不足9個小時

　　B.每晚能睡10個小時左右

　　C.每天可睡上11個小時

　　D.每天加起來能睡12個小時

2.寶寶晚上一般什麼時間睡覺？

　　A.老不願睡覺，一般要到晚上11點後才願意閉上眼睛

　　B.似乎精力充沛，晚上一般要到10點才願意乖乖睡覺

C.雖然有時也很活躍，不過通常能在9～10點上床睡覺

D.每晚9點前就乖乖睡著了

3.寶寶晚上一般需要哄多久才能入睡？

A.很折騰，常常哄30分鐘還不能入睡

B.睡前要聽故事，唱搖籃曲或者哄拍，一般在20～30分鐘後才會
乖乖睡著

C.經常故事講到一半，或者輕輕哄拍15～20分鐘就乖乖靜下來了

D.很好睡，基本都在15分鐘內乖乖入睡

4.寶寶在夜裡一般會醒來多少次？

A.3次以上，有時還會哭鬧，幾乎要整夜守著

B.總會醒來兩次左右

C.平均每晚醒來1次，不過哄一哄很快又睡著了

D.幾乎每晚都一覺到天亮

5.寶寶夜裡醒來後要多久才能重新進入夢鄉呢？

A.醒後總是不肯再乖乖地待在床上，常常哄30分鐘還不能入睡

B.總要鬧個30分鐘，才能再次入睡

C.醒後會鬧脾氣，但是餵餵奶，唱唱搖籃曲，15分鐘內可靜下來

D.一般無夜醒情況

6.寶寶夜裡睡覺時有特別的現象嗎（張嘴呼吸、打鼾、睡眠暫停等）？

A.都會張大嘴巴呼吸，甚至會打鼾，還會突然驚醒哭鬧

B.每週總有兩三晚會出現一些異常現象，比如張嘴呼吸、打鼾、
夜驚、面紅等

C.偶爾會驚醒或面紅，但總體來說還是睡得比較安穩

D.總是睡得很香甜

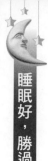

7.寶寶早上醒來後會乖乖地馬上起床嗎？

A.喜歡賴床，醒來後還會不停地打哈欠，這時如果強行拉他起床，就會號啕大哭

B.每次起床都要哄，折騰一番，且起床後看上去還是睡意十足

C.比較容易聽話地起床，但不是太有精神，起來後都懶得動

D.很有活力，每天清晨醒來會興奮得手舞足蹈

8.寶寶早上起來後，白天有精神跟你一起玩和學習嗎？

A.沒精打采的，經常打哈欠

B.眼睛不是很有神，反應有點慢

C.精神一般，反應也一般

D.兩眼有神，很投入，不時手舞足蹈，笑得很燦爛

寶寶睡眠總分評估：A得1分，B得2分，C得3分，D得4分。

結果對照表：

寶寶睡商指數：25～32分	貼心小提示
你的寶寶睡眠品質很好。從結果看來，可以看得出來，你的寶寶是一個可愛的睡天使，別以為他是個小懶蟲，他正以自己的方式努力地成長起來。	對寶寶睡眠的關注和護理是父母一項必不可少的功課。睡眠環境的變化，天氣的轉變，營養狀況的變化都有可能改變寶寶現在良好的睡眠狀況。要繼續讓寶寶保持這種良好的成長態勢，你需要給寶寶加倍關心和照顧。

寶寶睡商指數：17～24分

你的寶寶睡眠品質不錯。從結果來看，儘管他的睡眠時間可能會略低於同齡寶寶的「最佳水準」，但如果寶寶看上去還是比較有精神，那就不用太擔心。繼續堅持培養寶寶養成良好的睡眠習慣，保證舒適的睡眠環境，寶寶同樣也能成長為一個聰明活潑的孩子。

貼心小提示

如果父母還希望寶寶睡得更好，可以在一些細節方面做得更好，例如，可以在他（她）就寢前1～2小時通過降低光線亮度來幫孩子創造嗜睡狀態；在寶寶夜裡睡眠時避免偶然的亮光照到寶寶床上，照料寶寶時儘量使用最微弱的夜光燈或手電筒。總之光線的變化都可能讓寶寶被打擾醒來。還可以在寶寶夜晚餵養時間和方法上聽取更多專家意見。

寶寶睡商指數：13～16分

你的寶寶睡眠品質有點讓人擔心。要知道，寶寶的睡眠品質對他現在和日後的健康和學習能力發展都有著至關重要的影響。不過只要你現在開始更加關注寶寶的睡眠，拿著他的睡眠日記跟專家或者有經驗的媽媽討論，找出寶寶睡眠品質不佳的原因和改善辦法，那麼寶寶也能重新享受良好的睡眠品質。

貼心小提示

注意捕捉寶寶的疲倦特徵，並持之以恆培養定時睡眠習慣；多和寶寶睡在一起，給他輕輕按摩；夜間給寶寶使用吸濕能力強的紙尿褲，使寶寶尿濕後依然保持乾爽，不會醒來哭鬧，保證寶寶一整夜甜蜜的睡眠。

寶寶睡商指數：8～12分	貼心小提示
寶寶的睡眠品質要引起高度重視了。寶寶睡眠時間嚴重不足，睡眠狀況令人擔憂，應該馬上認真來討論這個事情！這個問題會嚴重影響寶寶的腦部和身體發育，寶寶學東西也可能比別的寶貝慢。	家長可與專家、醫生，鄰居、同事，一起討論寶寶的睡眠情況，也可以通過專家的指導和書籍，看看寶寶睡眠照料的各個方面有哪些需要改善的。比如，寶寶的臥室窗外鄰大街，太吵鬧；每天寶寶睡覺時間不固定；睡覺前1～2小時內活動過多或者營養不足等。如果睡眠問題嚴重，那麼，就要去找醫生對寶寶進行全面檢查了。

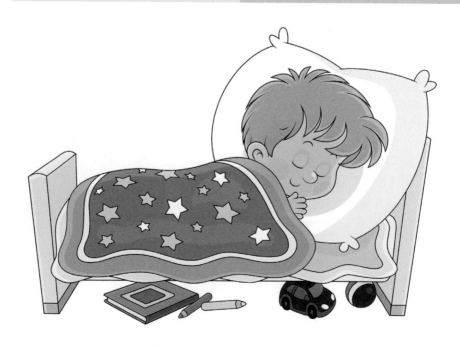

10.夜間磨牙症嚴重程度的分級標準

　　1999年，Molina等提出夜間磨牙症嚴重程度的分級標準：一共l5項，每項記1分，積分3～5分者為輕度磨牙症，積分6～10分者為中度磨牙症，積分11分或以上者為重度磨牙症。

　　1.牙齒存在磨損小面。

　　2.近6個月內有朋友、親戚、配偶反映聽見夜間磨牙的雜訊。

　　3.記憶中有白天緊咬牙的情況。

　　4.白天感覺咬肌緊張和僵硬。

　　5.醒來時感覺肌肉緊張和僵硬。

　　6.睡眠時常因磨牙或緊咬牙而甦醒。

　　7.咬肌和（或）顳肌肥厚。

　　8.醒來時感覺咬肌疲勞。

　　9.白天感覺咬肌疲勞。

　　10.夜間或清晨醒來時關節鎖結。

　　11.醒來時頸部疼痛。

　　12.清晨醒來時感覺咬肌疼痛。

　　13.清晨醒來時感覺疲勞和（或）睡眠不佳。

　　14.醒來時感覺牙疼痛或不適。

　　15.近期出現修復體緩慢鬆動現象。

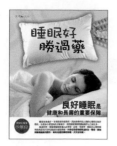

國家圖書館出版品預行編目資料

睡眠好,勝過藥 / 沙維偉著. -- 初版. --
新北市：金塊文化, 2016.12
176 面 ; 17 x 22.5 公分. -- (實用生活 ; 29)
ISBN 978-986-93223-6-2(平裝)
1.睡眠 2.健康法
411.77　　　　　105019834

睡眠好，勝過藥

實用生活29

金塊 文化

作　　　者：沙維偉
發　行　人：王志強
總　編　輯：余素珠
美 術 編 輯：JOHN平面設計工作室

出 版 社：金塊文化事業有限公司
地　　　址：新北市新莊區立信三街35巷2號12樓
電　　　話：02-2276-8940
傳　　　真：02-2276-3425
E - m a i l：nuggetsculture@yahoo.com.tw

匯 款 銀 行：上海商業銀行 新莊分行（總行代號 011）
匯 款 帳 號：25102000028053
戶　　　名：金塊文化事業有限公司

總 經 銷：商流文化事業有限公司
電　　　話：02-55799575
印　　　刷：大亞彩色印刷
初 版 一 刷：2016年12月
定　　　價：新台幣270元

ISBN：978-986-93223-6-2（平裝）

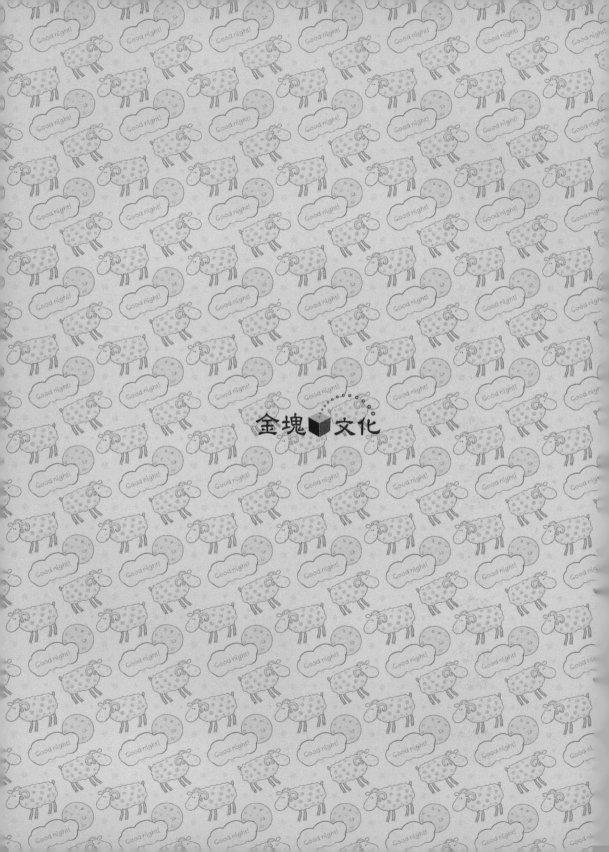